Gymnastik mit dem Pezziball

Alexander Jordan / Martin Hillebrecht

Gymnastik mit dem Pezziball
Übungsprogramme

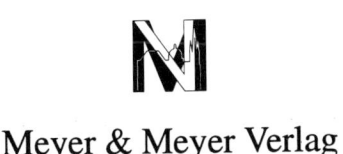

Meyer & Meyer Verlag

Die Deutsche Bibliothek – CIP-Einheitsaufnahme

Gymnastik mit dem Pezziball : Übungsprogramme /
Alexander Jordan ; Martin Hillebrecht. – 2. Aufl.
– Aachen : Meyer und Meyer, 1996
ISBN 3-89124-301-4
NE: Jordan, Alexander; Hillebrecht, Martin

© 1996 by Meyer & Meyer Verlag, Aachen
2., Auflage 1996
Umschlaggestaltung: Walter Neumann, N&N Design-Studio, Aachen
Umschlagbelichtung: frw, Reiner Wahlen, Aachen
Titelfoto: Firma MOTIO GmbH, Rheinstetten
Fotos Innenteil: Rudolf. A. Hillebrecht
Satzbelichtung: Times Roman/ Typeline, Dagmar Schmitz, Aachen
Lektorat: Prof. Gerhard Neisel, Aachen
Druck: Druckerei Queck, Jüchen
Printed in Germany
ISBN 3-89124-301-4

Inhaltsverzeichnis

		Seite
Vorwort		**8**
I	**Einleitung**	**9**
Theoretischer Teil		**11**
II	**Der Pezziball - mehr als nur ein Bewegungsgerät**	**11**
1	Vielfalt statt Einfalt - Möglichkeiten der Anwendung	11
2	Attraktivität statt Langeweile - Förderung der Kreativität und der Wahrnehmung	14
3	Dynamik statt Statik - Ein Mehr an Bewegung	17
III	**Gesundheitliche Auswirkungen bei der Nutzung des Pezziballes**	**21**
1	Kräftigung des Halte- und Stützapparates	21
2	Aktives und dynamisches Sitzen - verbessertes Haltungsverhalten	22
3	Verbesserung der Koordination	27
4	Aktivierung der verschiedenen Sinnes- und Wahrnehmungsebenen	28
5	Entspannung	28
IV	**Allgemeine Hinweise zum Pezziball**	**31**
1	Ball ist nicht gleich Ball - Welcher Pezziball ist für mich richtig?	31
1.1	Die Größe des Balles	31
1.2	Das Modell und die Ausführung des Balles	34
1.3	Das Material des Balles	35
2	Das ABC des Balles - Was ich sonst noch über meinen Pezziball wissen sollte	36
3	Voraussetzungen zum Üben	39

V	**Hintergrundinformationen zum Sitzen auf dem Pezziball**	**41**
1	Sitzen als Verhaltensweise - oder die Entwicklung zum Homo sedens	41
2	Beschreibung der aufrechten Sitzhaltung	44
3	Aufstehen und Hinsetzen	48
4	Sitzverhalten - oder die Weiterentwicklung des Homo sapiens	49
5	Ergonomie des Sitzens	51

VI	**Hintergrundinformationen zur Gymnastik mit dem Pezziball**	**53**
1	Gewöhnungsübungen	54
2	Aufbau und Gestaltung eines Gymnastikprogrammes mit dem Pezziball	54
2.1	Prinzipien zur Dehnung und Kräftigung	56
2.2	Trainingsprinzipien	57
3	Erweiterungen zur Gymnastik mit dem Pezziball	59
4	Einzel-, Partner- oder Gruppentraining	60

Praktischer Teil   **61**

VII	**Gymnastik mit dem Pezziball**	**61**
1	Einleitende Vorbemerkungen	61
2	Gewöhnungsübungen	63
3	Übungen zur Dehnung, Kräftigung und Beweglichkeit mit dem Pezziball	73
3.1	Der Bein-Bereich	73
3.1.1	Übungen zur Dehnung	74
3.1.2	Übungen zur Kräftigung	77
3.1.3	Partnerübungen	80
3.1.4	Übungen in der Gruppe	81
3.2	Der Lendenwirbelsäulen-Becken-Hüft-Bereich	82
3.2.1	Übungen zur Dehnung	83
3.2.2	Übungen zur Kräftigung	84
3.2.3	Übungen zur Beweglichkeit	87
3.2.4	Partnerübungen	88
3.2.5	Übungen in der Gruppe	90

3.3	Der Bauch-Bereich	91
3.3.1	Übungen zur Dehnung	92
3.3.2	Übungen zur Kräftigung	93
3.3.3	Partnerübungen	97
3.3.4	Übungen in der Gruppe	98
3.4	Der Rücken-Bereich	100
3.4.1	Übungen zur Dehnung	101
3.4.2	Übungen zur Kräftigung	102
3.4.3	Übungen zur Beweglichkeit	106
3.4.4	Partnerübungen	107
3.4.5	Übungen in der Gruppe	110
3.5	Der Brust-Schulter-Arm-Bereich	111
3.5.1	Übungen zur Dehnung	112
3.5.2	Übungen zur Kräftigung	113
3.5.3	Übungen zur Beweglichkeit	116
3.5.4	Partnerübungen	117
3.5.5	Übungen in der Gruppe	120
4	Koordinationsübungen mit dem Pezziball	121

VIII	**Ergänzende Vorschläge zum Üben und Trainieren**	**131**
1	Spielformen	131
1.1	Bewegungsspiele	131
1.2	Staffelspiele	133
1.3	Gruppenspiele	135
2	Entspannungsübungen	138
2.1	Einzelübungen	138
2.2	Partnerübungen	141

IX	**Der Pezziball als Sitzgelegenheit**	**143**
	Übungen zum Ausgleich und für zwischendurch	

X	**Zusammenstellung von Übungsprogrammen**	**155**
1	Leichtes Ganzkörperprogramm	156
2	Schweres Ganzkörperprogramm	158

Literaturverzeichnis	**160**

Vorwort

Die Anregung zu diesem Buch stammt aus der Praxis. Teilnehmer von gesundheits-
sportlichen Angeboten wie Rückenschulkursen, Wirbelsäulengymnastik und ähn-
lichem fragen immer wieder nach, welche Übungen auf dem Pezziball ausgeführt
werden können. Dabei reicht es meist nicht aus, lediglich die Übung zu zeigen,
sondern es gilt, darüber hinaus auch Informationen zur Wirkungsweise der Übungen zu geben. Denn nicht ein bloßes Kopieren von Übungen, sondern ein aktives
Verständnis für die Übungsformen ist die Zielsetzung. Zudem muß immer auf
Fehler bei der Ausführung einer Übung und Möglichkeiten zur Korrektur hinge-
wiesen werden.
Eine andere Idee zu diesem Buch entspringt der Entwicklung, daß immer mehr
Schulen und Sporthallen mit Pezzibällen ausgestattet werden. Bei Fortbildungen
und Seminaren wird dann oft die Frage gestellt, welche Übungsmöglichkeiten der
Pezziball bietet.
Diese Tatsache und der Anspruch, den Interessen der betreffenden Personen
gerecht werden zu wollen, veranlaßte uns zu dieser Zusammenstellung von
Übungen und Übungsprogrammen mit dem Pezziball und den dazugehörenden
Hintergrundinformationen.
Die Übungen sind alle aus praktischen Erfahrungen und Anwendungen ausgewählt
und werden fortlaufend in unseren und auch anderen Kursen und Unterrichtsstun-
den eingesetzt.

Wir bedanken uns für die freundliche Unterstützung bei der motio gmbh, Versand
für Therapieartikel (Pezzibälle, Sitzkeile etc.).
Ebenso gebührt der Firma Karstadt (Göttingen) Dank für die Unterstützung bei der
Bekleidungsausstattung der Fotomodelle.

Wir wünschen allen viel Spaß beim Lesen des Buches und vor allem viel Erfolg
beim Ausprobieren und Trainieren mit den Übungen!

Alexander Jordan und Martin Hillebrecht

I Einleitung

"Pezziball - ist das nicht der große Ball auf dem man sitzen, hüpfen, rollen und noch vieles mehr machen kann?"

Der Pezziball, der zunächst nichts anderes ist als ein überdurchschnittlich großer Ball, ist mittlerweile sehr weit verbreitet. Neben der Bezeichnung "Pezziball" ist er auch unter den Namen "Sitzball", "Fitball" und "Therapieball" bekannt. Ursprünglich stammt der Pezziball aus der krankengymnastischen Therapie. Doch schon längst hat seine Anwendung diese Grenzen gesprengt. Heute gehört er oftmals schon zur Ausstattung von Turnhallen und Bädern, wird häufig im Sportunterricht und in der Gymnastik eingesetzt und findet Anklang beim Gebrauch in Kindergärten, in Vereinen und Heimen bis hin zur privaten Nutzung. Es ist keine Seltenheit mehr, daß man bei Besuchen von Freunden, Bekannten und Kollegen einen Pezziball im Wohn-, Arbeits- oder Kinderzimmer findet. Viele Menschen leiden heute unter verschiedensten Schmerzen - im Rücken, Kopf, Nacken, in den Schultern, in den Armen und Händen und in den Knien und Füßen. Die Ursache dafür hängt meistens auch mit Bewegungsmangel zusammen. Sollte das so sein, dann ist keiner von uns mit diesem Problem allein. Unsere Umwelt, das heißt unsere Arbeitswelt, unsere Freizeitgestaltung, unsere Ausbildungswelt, kurz: Unsere alltägliche Lebenssituation ist einem ständigen Wandel unterworfen. Dieser Wandel jedoch scheint uns vor allem eine stark zunehmende sitzende Tätigkeit zu bringen. Mit Ausnahme weniger Momente sitzen wir fast ausschließlich den gesamten Tag über - beim Frühstück, auf dem Weg zur Arbeit, zur Schule oder in die Stadt, in Pausen, zum Entspannen und beim Fernsehen. Der Körper und der Geist reagieren auf einen derartig veränderten Lebensablauf auf ihre Weise: hier kommt es oftmals zur Abnahme der Muskulatur in Form von Abschwächung und Verkürzung einzelner Muskelgruppen, zur Leistungsminderung des Herz- und Kreislaufsystems sowie zum Verlust von bestimmten koordinativen Fähigkeiten wie beispielsweise der Ausprägung des Gleichgewichtssinnes. Nicht zuletzt steigt auch die allgemeine persönliche Empfindung, daß ein seelischer und körperlicher Ausgleich fehlt.

O *Entscheiden Sie sich für mehr Gesundheit und eine bessere Fitneß!*
Der Pezziball bietet hier erste und auf lange Sicht auch dauerhafte Möglichkeiten, Veränderungen vorzunehmen, um einen individuell verbesserten Zustand zu erreichen. Er stellt nicht nur eine alternative Sitzgelegenheit gegenüber dem herkömmlichen Stuhl dar, sondern gleichzeitig ist er auch ein Bewegungsgerät, das allein durch seinen hohen Aufforderungscharakter zur Gymnastik oder zum Spielen und Entspannen animiert. Bei seiner Nutzung kann er sowohl Bewegungen fordern als auch fördern. Dabei ist bereits eine aktive und gesteigerte Beanspruchung von

Muskulatur miteinbezogen. Vielfache Trainingsreize werden demnach wirksam gesetzt, ohne daß man sich bewußt zur Gymnastikstunde aufraffen muß. Ein gesundes und aktives Körpertraining ist die Folge.

○ *Was leistet dieses Buch für Sie?*

Beginnend mit leicht verständlichen Informationen zum Pezziball, zu dessen Eigenschaften und zum Aufbau eines effektiven Trainings, sollen Interessen im Umgang mit dem Ball geweckt und Möglichkeiten zur Nutzung aufgezeigt werden. Dazu kommt ein ausführlicher Abschnitt zum Thema Sitzen und Sitzverhalten. Die Rubrik "der praktische Tip" strebt eine direkte Verknüpfung zum folgenden umfangreicheren, praktischen Teil an. Dort werden zahlreiche Übungen darge-stellt, die durch eine detaillierte Übungsbeschreibung und durch Hinweise auf die Funktion der angesprochenen Muskulatur sofort umzusetzen sind. Darüber hinaus bekommen auch diejenigen Übungshinweise, die den Pezziball bereits gelegent-lich oder dauerhaft als Sitzmobiliar nutzen oder ihn in Zukunft benutzen wollen. Eine aktive Bewegungspause oder eine kurze Entspannungsphase auf und mit dem Ball fördert nicht nur wieder die Konzentration während der Schreibtischarbeit, sondern setzt auch positive Trainingsreize. Abschließend werden dem Leser beispielhaft zusammengestellte Übungsprogramme angeboten.

Viele Menschen möchten heute in ihrer Freizeit selbständig etwas für sich tun. Diesem Trend versucht das Buch entgegenzukommen. Doch nicht nur einzelne Personen werden zum individuellen Training mit dem Pezziball angeleitet. Im besonderen auch Sportlehrer, Übungsleiter, Gymnastiklehrer und andere Bewegungspädagogen werden hilfreiche Anregungen zur Unterrichtsgestaltung finden. Ein abwechslungsreicher und erweiterter Stunden- und Trainingsaufbau kann dabei ein Ziel beim Gebrauch des Pezziballes sein. Die direkte Umsetzung der Übungen in die Praxis sollte dabei nahtlos gelingen.

> **"Bewegung ist Leben,**
> **und Leben ist Bewegung.**
>
> **Je weniger Bewegung,**
> **desto weniger Leben.**
>
> **Hört die Bewegung auf,**
> **endet das Leben.**
>
> **Leben und Bewegung**
> **sind ein und dasselbe."**
>
> **(Adriano Zillo - Dr. Hans Greising)**

Theoretischer Teil

In diesem Teil des Buches wird zunächst auf den Pezziball als Bewegungsgerät eingegangen und auf die Möglichkeiten, in denen er Verwendung finden kann. Anschließend sollen die gesundheitlichen Auswirkungen, die man bei der Nutzung des Pezziballes erzielen kann, dem Leser erläutert werden. Unter den allgemeinen Hinweisen werden dann Informationen zur Anschaffung, zum Gebrauch und zur Behandlung des Balles gegeben. Abgeschlossen wird dieser Teil durch Hintergrundinformationen zum Sitzen auf dem Pezziball und zur Gymnastik mit dem Pezziball.

Ziel soll es sein, den Benutzer zu befähigen, sich selbständig Übungen aus dem dann folgenden Angebot auszuwählen und sie zweckmäßig zu einem Übungsprogramm verbinden zu können. Je mehr Kriterien der Leser besitzt, desto leichter kann er sich sein eigenes Programm zusammenstellen oder Übungen für ein Trainingsprogramm einer Übungsgruppe auswählen.

Dabei sollen neben sportspezifischen Zielen auch immer gesundheitsfördernde Absichten verfolgt werden.

Der Theorieteil richtet sich an unterschiedliche Zielgruppen. Anfänger im Bereich der Gymnastik mit dem Pezziball sollten den gesamten Theorieteil bearbeiten. Fortgeschrittene können nach der Lektüre des Kapitels VI sofort mit dem Üben und Trainieren beginnen.

II Der Pezziball - mehr als nur ein Bewegungsgerät

Der Pezziball, der bereits an sich zum Ausprobieren und Bewegen einlädt, bietet seinem Benutzer viele Vorteile. Diese können mit den Attributen Vielfalt, Attraktivität und Dynamik versehen werden. Was sich dahinter verbirgt, soll im folgenden Abschnitt Darstellungsgegenstand sein.

1 Vielfalt statt Einfalt - Möglichkeiten der Anwendung

Vielseitigkeit pur - solange sich der Ball bewegt.

Die Möglichkeiten der Anwendung des Pezziballes scheinen grenzenlos zu sein. Zunächst war der Einsatz des Balles lediglich auf den therapeutischen Bereich beschränkt. Er wurde in den Bereichen der Prävention und Rehabilitation - hier vor allem in der Physiotherapie - eingesetzt.

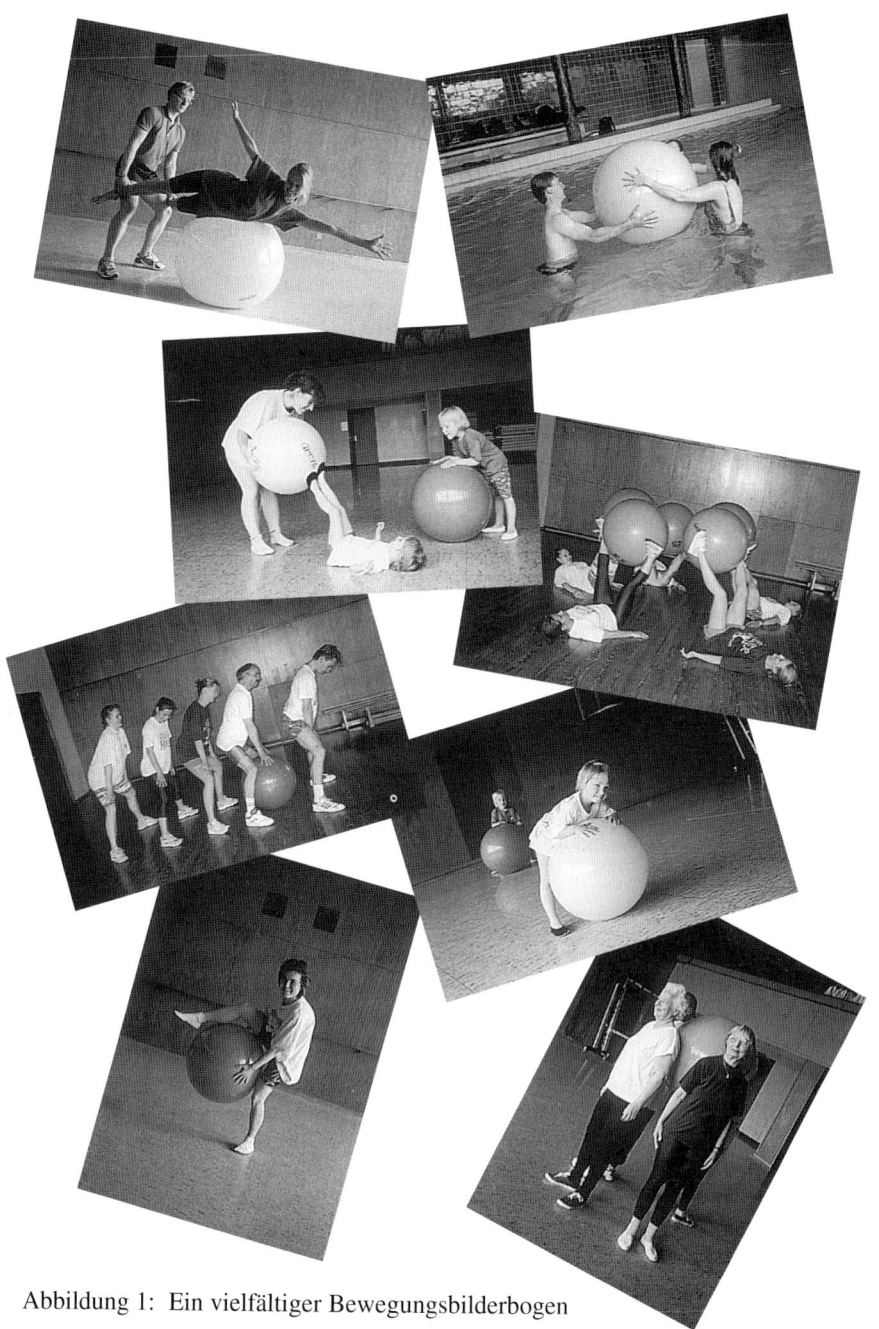

Abbildung 1: Ein vielfältiger Bewegungsbilderbogen

Seine vornehmliche Nutzung auf diesem Gebiet gehört jedoch seit längerer Zeit der Vergangenheit an. Der Anwendungsbereich hat sich bedeutend erweitert, wie folgende Aufzählung verdeutlichen soll.

Der Ball wird eingesetzt

❑ als Sitzgelegenheit zu Hause, in Schulen, Büros und Wartezimmern,
❑ als Bewegungsgerät zur Gymnastik im Sportunterricht und zu Hause,
❑ als Freizeitgerät für Kinder,
❑ in Kindergärten, Heimen und Vereinen,
❑ im Behindertensport und im Versehrtensport,
❑ in der Schwangerschaftsgymnastik,
❑ in Kreißsälen zur Geburtsvorbereitung,
❑ in Rückenschulen und zur Wirbelsäulengymnastik,
❑ zur Haltungsschulung,
❑ in der therapeutischen Behandlung,
❑ in der Krankengymnastik,
❑ zur Akrobatik,
❑ an Land und im Wasser.

Der Ball dient

❑ zum Sitzen,
❑ zum Hüpfen und Springen,
❑ zum Werfen und Fangen,
❑ zum Rollen des eigenen Körpers über den Ball,
❑ zum Zurollen mit einem Partner,
❑ zum Prellen,
❑ zum Drehen,
❑ zum Heben, Halten und Tragen,
❑ zum Balancieren in unterschiedlichen Körperpositionen,
❑ zum Spielen,
❑ zum Tollen und Toben,
❑ zum Ausruhen und Genießen,
❑ zum Entspannen.

Diese Aufzählung kann nur beispielhaft sein und ist nicht vollständig.
Im praktischen Teil des Buches werden diese verschiedenen Möglichkeiten der Anwendung dann aufgegriffen und in Übungen und Übungsformen verarbeitet. Diese unterschiedlichen Übungen sind unter dem allgemeinen Begriff Gymnastik mit dem Ball zusammengefaßt. Bei den gymnastischen Formen stehen dann neben den Bewegungen zum Beispiel des Rollens oder Hüpfens immer auch Anteile, die eine Dehnung oder Kräftigung der Muskulatur bewirken. Darüber hinaus lassen sich Übungen noch nach weiteren Kriterien aufteilen. Daher erfolgt die Gliederung zur Gymnastik mit dem Ball nach Dehnübungen, Kräftigungsübungen und Übungen zur Verbesserung der Beweglichkeit sowie nach Koordinationsübungen, nach Spielformen, nach Entspannungsübungen und nach Übungen, die bei der Verwendung des Balles als Sitzgelegenheit durchgeführt werden können.

2 Attraktivität statt Langeweile - Förderung der Kreativität und der Wahrnehmung

Re-Kreativität und Re-Perzeption
Wiederentdeckung fast vergessener Fähigkeiten.

Langeweile stellt sich ein, wenn Gegenstände uninteressant werden und ihren Reiz oder ihre Herausforderung verlieren. Solche Objekte werden dann in der Regel zur Seite gelegt und einfach vergessen. Sie finden keine Anwendung mehr.
Dem Pezziball wird diese Eigenschaft, daß er Langeweile verbreite, nicht zugeschrieben. Statt dessen wird er mit einem hohen Maß an Attraktivität verbunden. Ist das tatsächlich so?

○ *Attraktivität und Aufforderungscharakter des Balles*
Beobachtet man die Menschen, die erstmals mit dem Pezziball in Berührung kommen, wird man feststellen, daß es in der Regel nur kurze Zeit dauert, bis sie die Lust ergreift, selbst erste Erfahrungen mit dem Ball zu sammeln. Begonnen wird meist im Sitzen. Wenn dann das anfänglich noch vorhandene Unbehagen gegenüber dem Ball - könnte er nicht doch platzen? - vorüber ist, werden bald weitere Positionen auf dem Ball getestet oder einfache Übungsformen probiert. Die Phase der Erprobung des Balles oder der Gewöhnung an den Ball läuft sehr spontan ab und bedarf meist keiner Anleitung. Eigene Ideen zur Nutzung des Balles können sofort ausprobiert und verwirklicht werden.
Diejenigen, die einen Pezziball haben, bestätigen, daß der Ball eine hervorragende Anschaffung war. Schon bald berichten sie, daß die aktive Auseinandersetzung mit dem Ball ständig neue Überraschungen bereithält, an die man zuvor nicht zu denken gewagt hatte. Es kommt häufig vor, daß durch die eigene Kreativität und Experimentierfreude neue Übungen oder Übungsvariationen entstehen. Daran hat der Pezziball einen entscheidenden Anteil. Durch seine Eigenschaft als Ball fordert er seinen Benutzer ständig heraus zu agieren, beziehungsweise notfalls auch zu reagieren. Die Reaktion ist nicht vorgegeben, sondern entspringt dem Geschick und Einfallsreichtum des Übenden.
Bedenken und Sorgen über die Lagerung des Balles sind völlig unbegründet. Selbst die größten Zweifler werden nach wenigen Tagen davon überzeugt sein, daß der ständige und variantenreiche Einsatz des Balles eine Lagerung überflüssig macht.

○ *Förderung der Kreativität*
Die Förderung der Kreativität ist ein sehr bedeutender Aspekt. In einer Welt, in der ein großer Anteil unseres täglichen Tuns vorgegeben und eher fremdbestimmt ist, kommt der Verwirklichung der eigenen Ideen und Fähigkeiten eine besondere Rolle zu. Der Pezziball läßt dies zu. Daher ist es wünschenswert, daß der Übende neben den Anregungen, die ihm dieses Buch bietet, immer auch selbst in Vor- und

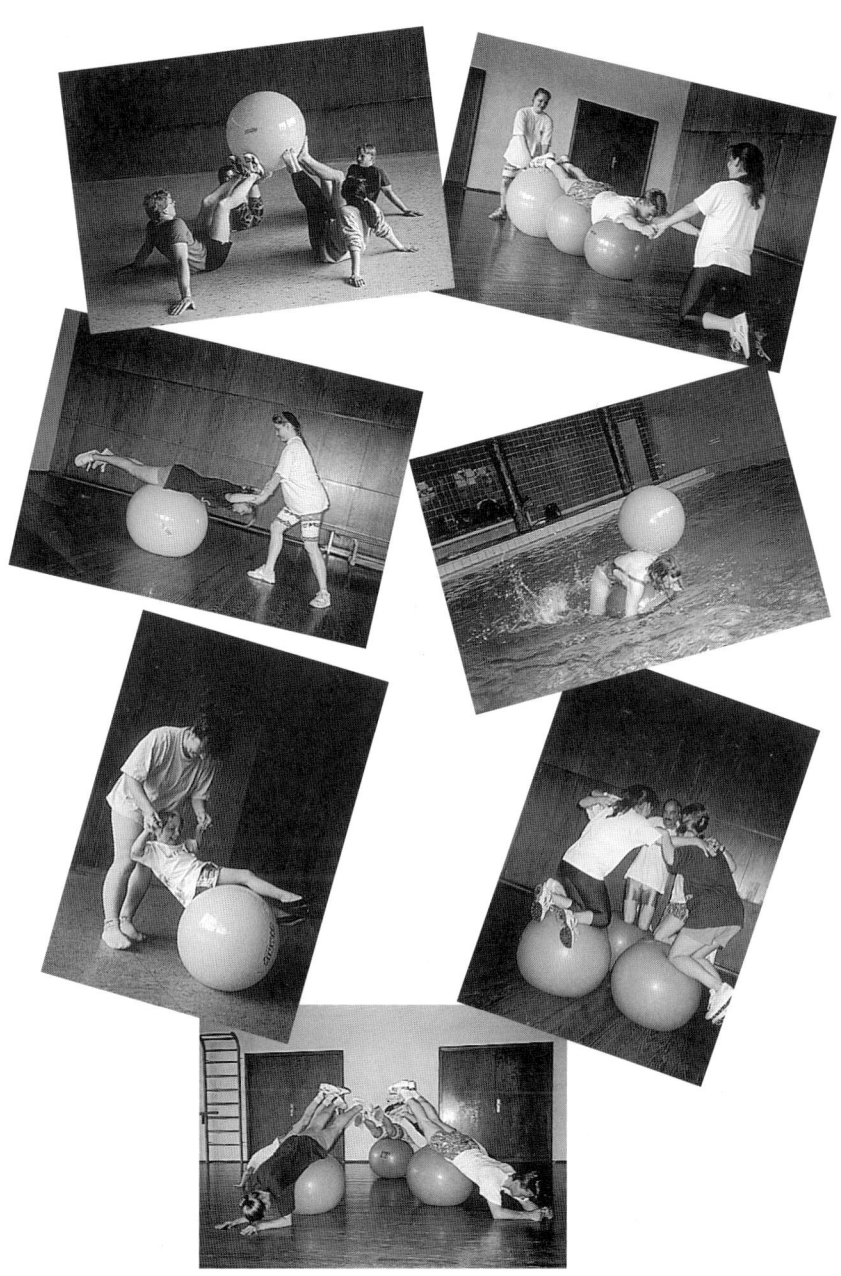

Abbildung 2: Ein kreativer Bewegungsbilderbogen

Nachbereitungsphasen zur Gymnastik oder in Pausen auf der Suche ist, wie er den Ball für sich selbst noch weiter nutzen kann. Dabei können völlig unterschiedliche Interessen und Absichten verfolgt werden, die größtenteils auch einen sehr persönlichen Charakter und Ausdruck haben.

○ *Aktivierung der Wahrnehmung*
Daneben bringt der Gebrauch des Pezziballes eine zusätzliche Aktivierung der verschiedenen Sinnes- und Wahrnehmungsebenen mit sich. Während im Alltag, im Beruf oder in der Freizeit oft ein starkes Übergewicht auf der optischen und akustischen Wahrnehmungsebene liegt, schafft es der Ball, noch weitere Ebenen der Wahrnehmung anzusprechen und andere Sinne zur Informationsaufnahme zu stimulieren. Hierzu zählen neben dem Licht- und Gehörsinn der Tast- und Hautsinn (taktile Ebene), der Muskel- und Gelenkssinn, der die Stellung der Muskeln und Gelenke bei Bewegungen angibt (kinästhetische Ebene), der Gleichgewichtssinn (vestibuläre Ebene) und der Geruchssinn (olfaktorische Ebene).
Der Pezziball ist demnach in der Lage, den gesamten Menschen anzusprechen. Dabei erreicht er nicht nur die Kräftigung der Muskulatur durch verschiedene Übungen, sondern hat auch, wie beschrieben, Einfluß auf die seelische und sinnliche Seite des Menschen.

○ *Haltung bewahren*
Haltung betrifft ebenso den gesamten Menschen und hängt sowohl von körperlichen als auch von seelischen Gesichtspunkten ab. Daher gilt es, nicht nur bestimmte Muskelpartien zu trainieren, sondern gleichzeitig an der Grundeinstellung des Menschen und seinem Lebensgefühl zu arbeiten.
Will man auf lange Sicht positive Veränderungen für die Haltung und damit für die Persönlichkeit des Menschen erreichen, müssen neben der Bereitschaft zum Üben besonders das Verständnis und die Einsicht zum Üben gefestigt werden. Die Pflege der eigenen Gesundheit sollte zum Lebenssinn erhoben werden. Der Pezziball liefert dazu die nötige Motivation und den immer wiederkehrenden Anstoß zum eigenen Tun.

Der praktische Tip!

Lassen Sie Ihrer Phantasie freien Lauf!
Versuchen Sie, im Sinne der Übungen 7-9 und 55-61 Ihnen bekannte Bewegungen mit dem Ball umzusetzen oder neue Bewegungen zu finden.

3 Dynamik statt Statik - Ein Mehr an Bewegung

Bewegung ist Leben, und Leben ist Bewegung.

Sobald Leben auf dieser Welt entsteht - die Ausführungen beziehen sich hier auf das menschliche Leben -, ist es zwangsläufig mit Bewegung erfüllt. Bereits Neugeborene verstehen es, ihren Willen bewegt an ihre Mitmenschen weiterzugeben. Auch das Kleinkind erfährt seine Umwelt großenteils durch Bewegungen. Im Kindesalter und in der Jugend hat körperliche Aktivität in Form von Spiel, Sport und Bewegung für viele einen festen Platz. Zwar ist bereits bei Kindern und Jugendlichen eine zunehmende Freizeitbeschäftigung beobachtbar, die unter anderem stark durch Passivität und Sitzen geprägt ist, doch läßt sich sagen, daß sie ihrem Bedürfnis nach Bewegung eher nachkommen als Erwachsene.

○ *Bewegung tut not*
In der schnellebigen Zeit der Erwachsenen findet sich kaum noch Gelegenheit, den Anspruch des Körpers auf Bewegung zufriedenzustellen. Der Tagesablauf ist oft mit beruflichen und privaten Terminen ausgefüllt, die zwar meist die Psyche und den Geist herausfordern und "bewegen", aber die körperliche Seite geradezu systematisch vernachlässigen. Maschinen, Computer und allerlei technische Hilfsmittel stehen zur Verfügung, um Arbeit und Vorhaben zu erleichtern. Was dabei dem Menschen leider auch immer häufiger abgenommen wird, ist der letzte Rest Aktivität, den er bisher noch aufbringen durfte.
Die Folgen, die aus dieser Bewegungsarmut hervorgehen, sind zunächst oft Verspannungen der Muskulatur und ein allgemeines Unwohlsein des Körpers. Immer häufiger kommt es aber zu Problemen der sogenannten Haltungsschwächen, die im weiteren auch zu Haltungsschäden fortschreiten können.
Bei kritischer Betrachtung der beschriebenen Situation werden sich viele wiederfinden können. Die Reaktionen darauf und die Maßnahmen, die zur Verbesserung beitragen können, fallen bei den einzelnen sehr unterschiedlich aus und decken dabei eine volle Bandbreite ab.
Was kann der Pezziball leisten?

○ *"Pro" Pezziball*
Der Pezziball bietet hier Bedingungen, die kaum ein anderes Hilfsmittel auf vergleichbare Weise vorweisen kann. Allein durch seine Verwendung als Sitzgelegenheit ist er in der Lage, von seinem Benutzer Bewegung zu fordern. Da der Ball nicht fixiert ist, neigt er dazu, bei jeder Bewegung des Sitzenden ein wenig hin und her zu rollen. Damit der Nutzer nicht das Gleichgewicht verliert, ist er aufgefordert, durch Ausgleichsbewegungen dem Rollen des Balles entgegenzuwirken. Diese ausgleichenden Bewegungen können teilweise recht groß oder auch nur sehr klein sein. Aber gerade diese kleinen Bewegungen, die von Außenstehenden kaum zu sehen sind und die der Benutzer des Balles selbst nicht bewußt wahrnimmt, finden

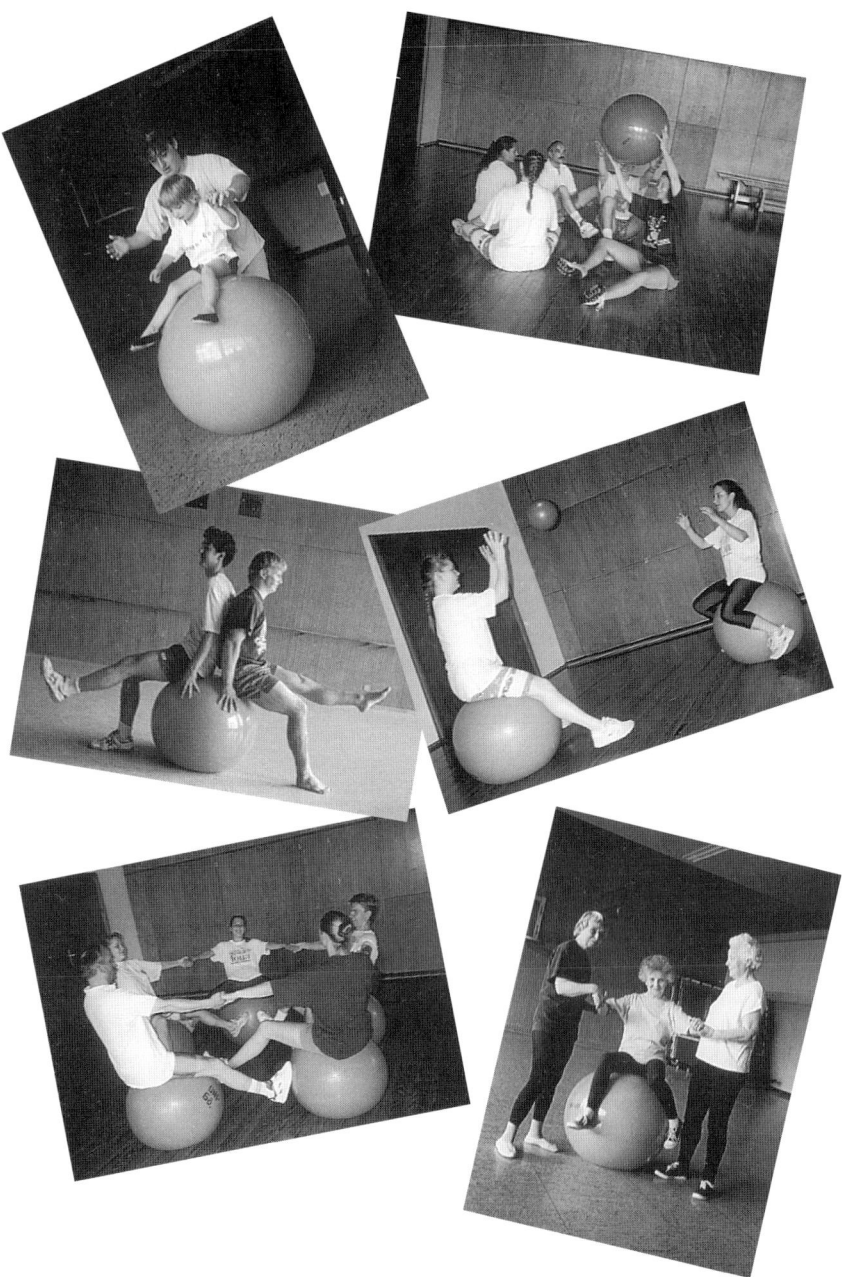

Abbildung 3: Ein bewegter Bilderbogen

ständig statt und haben entscheidende Auswirkungen. Sie sind es, die für das "Mehr an Bewegung" sorgen. Dieses Mehr an Bewegung heißt zunächst auch ein Mehr an Aktivität, ein Mehr an Muskelarbeit und ein Mehr an Beweglichkeit. Konkret spiegelt sich das in diesem Beispiel in einem aktiven und dynamischen Sitzen wieder. Das führt damit zu einer aufrechteren Sitzposition und einem verbesserten Alltagsverhalten, einer ständigen Kräftigung der Haltemuskulatur des Rückens, einer Entlastung der passiven Strukturen wie Knochen, Knorpel, Sehnen und Bänder und einer verbesserten Versorgung der Bandscheiben. Die Aussage "beim Sitzen auf dem Ball bewegt man sich mehr als beim Sitzen auf dem Stuhl" ist demnach richtig, und der Bewegungsumfang im Alltag ist damit gesteigert.

Doch nicht nur bei der Verwendung des Pezziballes als Sitzmobiliar kann ein solches "Mehr an Bewegung" erreicht werden. Auch bei allen anderen in diesem Buch beschriebenen gymnastischen Beispielen ist neben der reinen Ausführung der Übungsform dieses "Mehr an Bewegung", beispielsweise durch die Forderung nach Gleichgewicht, enthalten.

Der praktische Tip!

Verwenden auch Sie den Ball als Sitzgelegenheit!
Nutzen Sie dazu die Übungsreihe im Kapitel V zur Verbesserung der aufrechten Sitzhaltung! Informieren Sie sich dort über die Prinzipien eines gesunden Sitzverhaltens!

III Gesundheitliche Auswirkungen bei der Nutzung des Pezziballes

Der Pezziball bietet hervorragende Voraussetzungen, um positive Effekte für den gesamten Menschen sowohl im körperlichen als auch im seelischen Bereich zu erzielen. Gesundheit und Wohlbefinden durch Bewegung zu fördern, kann als das Ziel des Pezziballes schlechthin bezeichnet werden.

Übersicht
Gesundheitliche Auswirkungen bei der Nutzung des Pezziballes

Kräftigung des Halte- und Stützapparates

Aktives und dynamisches Sitzen - verbessertes Alltagsverhalten
Entlastung des passiven Bewegungsapparates
Verbesserte Versorgung der Bandscheiben

Verbesserung der Koordination
zum Beispiel:
Gleichgewichtsfähigkeit,
Reaktionsfähigkeit,
Rhythmisierungsfähigkeit,
Orientierungsfähigkeit.

Förderung der Beweglichkeit

Aktivierung der verschiedenen Sinnes- und Wahrnehmungsebenen

Entspannung

---

1 Kräftigung des Halte- und Stützapparates

Benutzt man den Pezziball als Übungsgerät, ist ein Ziel immer der Aufbau und das Training von Muskulatur. Dabei geht es zunächst um einen funktionalen Aufbau des Halte- und Stützapparates. Der Halte- und Stützapparat ist für eine physiologisch richtige Haltung des Menschen im Alltag verantwortlich. Ein aufrechter

Stand, Gang oder Sitz ist demnach von der Funktionstüchtigkeit dieses Apparates abhängig. Der Zustand der Muskulatur gibt unter anderem vor, wie stabil und wie lange eine Haltung erzielt werden kann und wie ausgepägt eine Haltung ist. Eine gut entwickelte Halte- und Stützmuskulatur beeinflußt aber nicht nur die Alltagshaltung und -bewegung. Besonders auch in präventiver Hinsicht auf sportliche Bewegungen kann eine ausreichend kräftige Muskulatur passive Strukturen des Körpers stabilisieren und damit vor Verletzungen schützen.

2 Aktives und dynamisches Sitzen - verbessertes Haltungsverhalten

Das Sitzen auf dem Ball kann sowohl als ein aktives als auch als ein dynamisches Sitzen bezeichnet werden.

Die Aktivität beim Sitzen rührt daher, daß man keine Rückenlehne wie beim Stuhl hat, die zwar zum einen den Rücken stützt, zum anderen aber die Rückenmuskulatur zum "gefährlichen" Entlasten anregt. Unbestritten braucht ein Muskel, der angespannt ist und über längere Zeit arbeitet, auch eine Erholung. Diese Phase der Pause sollte jedoch nicht zu Lasten des passiven Bewegungsapparates gehen, worunter man Gelenkstrukturen, Bindegewebe, Knochen, Bänder und Sehnen versteht. Oft zeigt sich, daß sich viele Menschen einfach zurücklehnen und in den Stuhl oder Sessel "hineinfläzen". Der Rücken nimmt dann über seinen gesamten Verlauf eine runde Stellung ein, die natürlichen Schwingungen der Wirbelsäule sind aufgehoben. Man spricht von einer sogenannten Sitzkyphose (vgl. Abb. 4). Damit erreichen sie ein Entlasten der Muskulatur, sie empfinden die Position in der Regel als angenehm und erholsam. Gleichzeitig jedoch muten sie ihren passiven Strukturen eine sehr hohe Belastung zu, die sich in dieser Position vorwiegend im Bereich der Wirbelsäule und der Bandscheiben niederschlägt. Will man der Muskulatur des Rückens zum Beispiel während oder nach dem Sitzen eine Pause gönnen, wäre demnach eher Bewegung vorteilhaft. Diese könnte in Form von Umhergehen, von Gymnastik, von einer Entspannungsübung oder im besonderen durch das Wechseln der Sitzposition geschehen.

Neben dem Fehlen der Rückenlehne bietet der Gebrauch des Balles als Sitzmobiliar anstelle des Stuhles noch weitere Eigenschaften, die zur Vermeidung von Fehlbelastungen beitragen können. So ist zunächst die Sitzhöhe wesentlich genauer und flexibler einstellbar und damit besser an die Körperproportionen anpaßbar als beim gewöhnlichen Stuhl. Außerdem ist die Sitzfläche beim Ball wesentlich kleiner. Der Vorteil, der darin liegt, führt zu einer besseren Beckenaufrichtung und zu einem aufrechteren Sitz, da die Oberschenkel freier bewegt werden können beziehungsweise leicht nach unten geneigt sind. Damit ist die Beckenbeweglichkeit weniger eingeschränkt als bei der Nutzung eines Stuhles. Selbstverständlich kann auch auf einem Stuhl aufrecht gesessen werden, wenn die Sitzhöhe und Prinzipien zur Sitzposition beachtet werden.

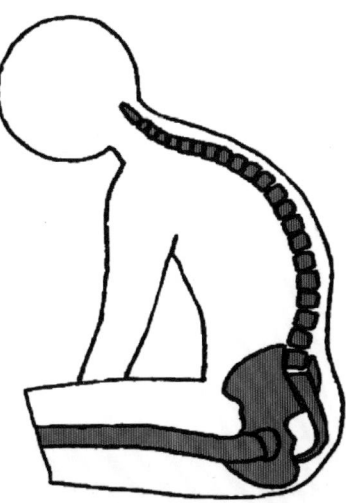

Abbildung 4: Die Sitzkyphose - eine Sitzposition mit gerundetem Rücken, welche zu ungünstigen Belastungen in der Bandscheibe und Wirbelsäule führt.

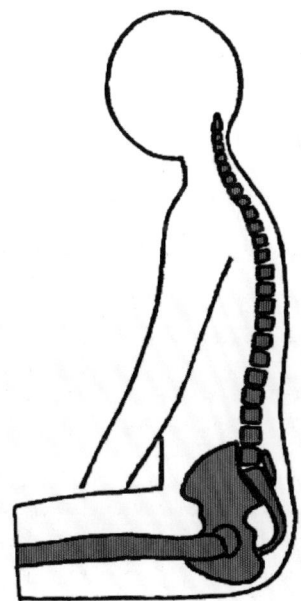

Abbildung 5: Der Sitz mit aufgerichteter Wirbelsäule und günstiger Belastung der Bandscheiben

Das dynamische Element des Sitzens auf dem Ball wird durch die Labilität bedingt, die der Ball aufweist. Der Körper reagiert auf diese Dynamik mit vielen kleinen Bewegungen, die einen ständigen Positionswechsel bewirken und somit eine dauerhafte Be- und Entlastung einzelner Muskeln zur Folge haben. Diese Be- und Entlastung findet sich auch im passiven Bewegungsapparat und damit unter anderem in der Wirbelsäule und ihren Bestandteilen wieder. Die Wirbelsäule ist das zentrale Organ des Körpers, das sowohl die aufrechte Haltung stabilisiert als auch Bewegungen wie Beugung, Streckung, Seitneigung und Rotation ermöglicht. Sie besteht aus einzelnen Wirbelkörpern und läßt sich einteilen in die beweglichen Abschnitte der Hals-, Brust- und Lendenwirbelsäule und in den unbeweglichen Abschnitt des Kreuz- und Steißbeines, wo die einzelnen Wirbel zusammengewachsen sind.

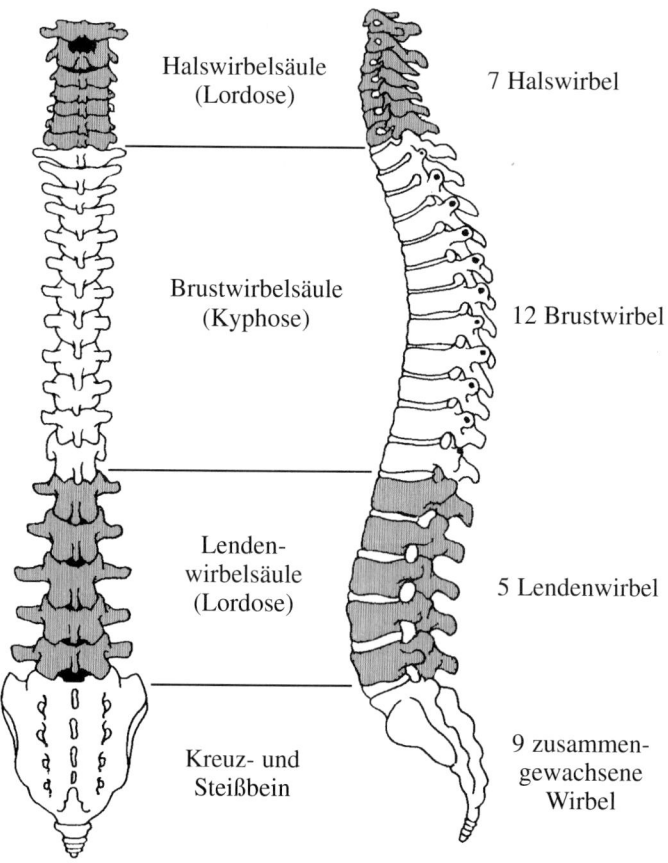

Halswirbelsäule
(Lordose)

7 Halswirbel

Brustwirbelsäule
(Kyphose)

12 Brustwirbel

Lenden-
wirbelsäule
(Lordose)

5 Lendenwirbel

Kreuz- und
Steißbein

9 zusammen-
gewachsene
Wirbel

Abbildung 6: Die Wirbelsäule - Aufbau und Einteilung. Rücken- und Seitansicht
(modifiziert nach Reichel u.a. 1992, 12)

Zwischen den Wirbelkörpern befinden sich die Bandscheiben. Die Bandscheiben können zum einen als "Puffer" gesehen werden, um Druckbelastungen und Stöße auf die Wirbelsäule zu dämpfen, zum anderen ermöglichen gerade sie die Beweglichkeit der Wirbelsäule. Zusätzlich sind zwei Wirbelkörper noch durch Wirbelgelenke sowie durch Bänder verbunden.

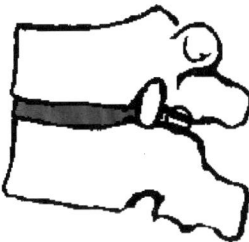

Abbildung 7: Aufbau der kleinsten Funktionseinheit der Wirbelsäule

Eine Bandscheibe besteht aus einem mehrschichtig angeordneten Faserring, der den zentral gelagerten Gallertkern umschließt.

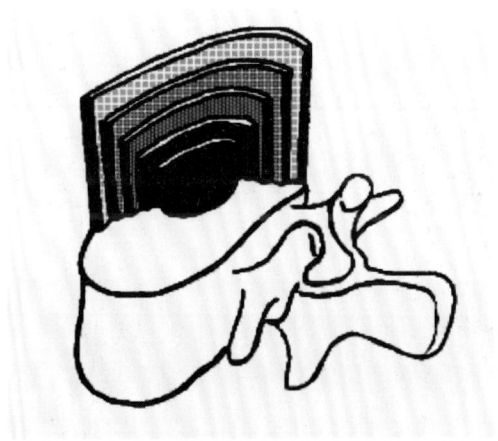

Abbildung 8: Aufbau der Bandscheibe

Die Ernährung der Bandscheiben erfolgt durch die Aufnahme und Abgabe von Wasser über einen Diffusionsvorgang nach dem Schwammprinzip. Für eine gute Vorsorgung der Bandscheiben ist daher auch ein ständiges Be- und Entlasten erforderlich, so wie dies durch das dynamische Sitzen auf dem Ball gefördert wird.

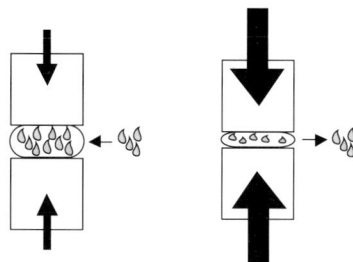

Abbildung 9: Prinzip der Flüssigkeitsaufnahme und -abgabe der Bandscheiben

Das Erreichen einer gleichmäßigen Druckverteilung auf die Bandscheiben kann grundsätzlich als Zielvorstellung bei allen Bewegungen definiert werden, sowohl beim Stehen als auch beim Heben, Tragen oder Sitzen. Das Zeichen dafür ist das Verharren des Gallertkernes im Zentrum der Bandscheibe. Bei einer ungleichmäßigen Druckbelastung hingegen zeigt sich eine Verlagerung des Kernes. Findet diese an der Vorderkante der Bandscheibe statt, wie es beispielsweise beim krummen Sitzen und Heben geschieht, wird der Kern nach hinten geschoben (vgl. Abb. 10). Auf Dauer führt diese Fehlbelastung zu Beschwerden und gegebenenfalls zu physiologischen Schädigungen.

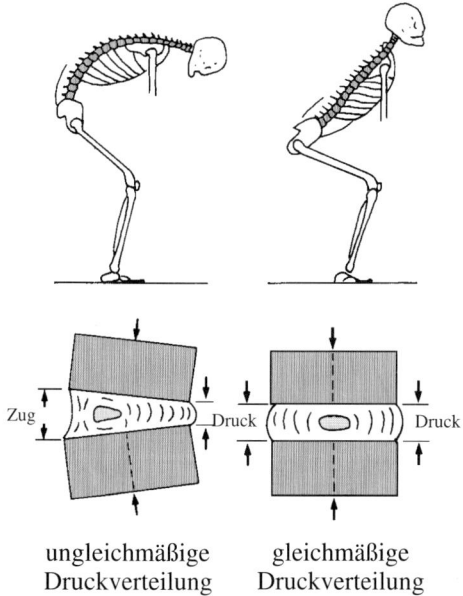

ungleichmäßige   gleichmäßige
Druckverteilung   Druckverteilung

Abbildung 10: Die Druckverteilung der Bandscheiben (modifiziert nach Weineck 1990, 72)

Anzustreben ist daher eine physiologisch "richtige" Stellung der Wirbelsäule, die sich durch die natürliche doppelte S-Form der Wirbelsäule ausdrückt, das heißt, im Gegensatz zu einer durchgängig kyphotischen Haltung sind hier die "normalen" Schwingungen im Lenden- und Halswirbelsäulenbereich in einer Lordose sowie im Brustwirbelsäulenbereich in einer Kyphose vorhanden. Diese aufrechte Sitzposition kann anstrengender erscheinen als eine Rundrückenhaltung. Die Begründung dafür liegt in der vermehrten Haltearbeit, die die aufrichtende Muskulatur des Rückens nun leisten muß. Zuvor wurde diese Arbeit zu Lasten der passiven Strukturen abgegeben. Die Bedeutung des aufrechten Sitzens liegt somit nicht zwangsläufig in der Entlastung der Muskulatur, sondern in der verminderten Belastung der Wirbelsäule und ihrer Bestandteile.

3 Verbesserung der Koordination

Mit Koordination ist das Zusammenspiel von einzelnen Muskeln oder mehreren Muskelgruppen untereinander und miteinander gemeint. Eine gute Koordination drückt sich nach außen durch eine möglichst harmonische Bewegung aus, die einen ausgeprägten Bewegungsfluß aufweist, der ökonomisch und sicher verläuft.
Bei der Gymnastik mit dem Pezziball tritt die Verbesserung der Koordination automatisch ein. Zunächst wird sich diese Verbesserung lediglich auf die Ausführung der Übungsformen beschränken, die beim Training häufig wiederholt werden. Doch bald zeigen sich die Auswirkungen einer gesteigerten Koordination auch im Alltagsverhalten. Gesicherte und kontrollierte Bewegungen werden die Folge sein, und manches Unbehagen bei bestimmten Bewegungen wird verschwinden.
Einen entscheidenden Beitrag dazu liefert die Verbesserung der Gleichgewichtsfähigkeit. Das Gleichgewicht, welches beim Umgang mit dem Ball immer trainiert wird, ist im Alltag ständig gefordert. Tätigkeiten wie Gehen, Stehen, Hinsetzen oder Aufstehen, Bücken oder die Hocke und der Zehenhochstand laufen mehrmals täglich ab.
Neben einer Gleichgewichtsverbesserung werden noch weitere koordinative Fähigkeiten bei der Gymnastik mit dem Pezziball angesprochen und benötigt. So kommt es beispielsweise auch zur Schulung der Reaktionsfähigkeit, die im Zusammenhang mit der Erhaltung des Gleichgewichtes auf dem Ball stimuliert wird. Viele Bewegungen mit dem Ball zeichnen sich als besonders rhythmische Bewegungen aus, wie zum Beispiel das Wippen. Daher werden hier zusätzlich die Fähigkeiten zur Rhythmisierung und Orientierung angesprochen, zumal die Wippbewegung meist nicht nur isoliert ausgeführt wird, sondern mit zusätzlichen Bewegungen der Drehung und des Kreisens verbunden ist.
Bezogen auf ein gesteigertes Bewegungsgefühl im Alltagsverhalten, wirkt sich auch eine Zunahme der Beweglichkeit positiv aus. Durch die verschiedenen gymnastischen Übungen zur Dehnung und Mobilisation oder durch entsprechende Spielformen wird die allgemeine Beweglichkeit geschult und gefördert.

4 Aktivierung der verschiedenen Sinnes- und Wahrnehmungsebenen

Neben den gymnastischen Übungen zur Dehnung, Beweglichkeitsverbesserung und Kräftigung kommt es zur Stimulation der verschiedenen Sinnes- und Wahrnehmungsebenen des Menschen.

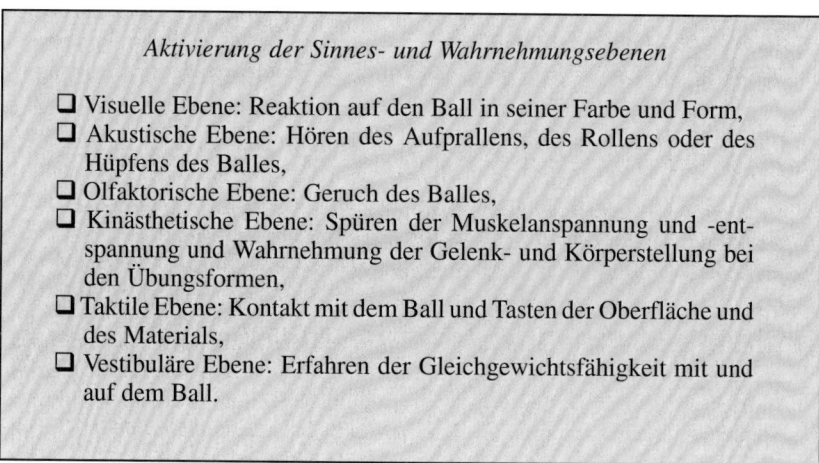

Aktivierung der Sinnes- und Wahrnehmungsebenen

- ❑ Visuelle Ebene: Reaktion auf den Ball in seiner Farbe und Form,
- ❑ Akustische Ebene: Hören des Aufprallens, des Rollens oder des Hüpfens des Balles,
- ❑ Olfaktorische Ebene: Geruch des Balles,
- ❑ Kinästhetische Ebene: Spüren der Muskelanspannung und -entspannung und Wahrnehmung der Gelenk- und Körperstellung bei den Übungsformen,
- ❑ Taktile Ebene: Kontakt mit dem Ball und Tasten der Oberfläche und des Materials,
- ❑ Vestibuläre Ebene: Erfahren der Gleichgewichtsfähigkeit mit und auf dem Ball.

Die Erfahrungen, die bei der Gymnastik gemacht werden, können darüber hinaus auch in anderen alltäglichen Situationen genutzt werden, da die Haltungs- und Bewegungsregulation wesentlich von den afferenten Meldungen der Sinnesorgane abhängig ist. So treten beispielsweise während verschiedener Bewegungsabläufe immer wieder äußere Kräfte und Störungen auf, die zu einer veränderten Situation führen. Je mehr Informationen der Mensch in dieser Lage erfassen und verarbeiten kann und je unterschiedlicher und genauer die Informationen dann eintreffen, desto schneller und effizienter kann reagiert werden. Die Bewegung des Menschen wird durch zentrale Veränderung eines kompensierenden Muskelspiels wieder fixiert und normalisiert.

5 Entspannung

Der Zustand der Entspannung wird als subjektives Gefühl beschrieben und ist abgegrenzt vom Empfinden der Anspannung. Eine Entspannungsphase hat die Funktion, ein bestehendes Spannungsniveau im Körper zu senken. Eine gewisse Grundspannung wird dabei immer zurückbleiben.

Die Pezziball lädt in verschiedenen Situationen zur Entspannung ein. Einerseits ist es möglich, mit dem Ball eigenständige Entspannungsübungen durchzuführen. Zum anderen wirkt bereits das ständige In-Bewegung-Sein beim Sitzen auf dem Ball entspannend. Der Körper hat damit ein Ventil, über das er durch Bewegung aufgebaute Anspannung abgeben kann. Außerdem besteht immer die Möglichkeit, sich beispielsweise für kurze Zeit über den Ball zu legen, sei es in Rücken- oder in Bauchlage. Das Körpergewicht wird dabei völlig an den Ball abgegeben.

Der Effekt einer Entspannungsphase wirkt sich sehr unterschiedlich aus. So können die Auswirkungen beispielsweise in einer allgemeinen Beruhigung liegen, in einer verbesserten Konzentrationsfähigkeit oder im Senken des Streßpegels.

Der praktische Tip!

Ein angemessener Umgang mit dem Pezziball, der sowohl auf die körperliche Leistungsfähigkeit als auch auf den Gesundheitszustand des Übenden abgestimmt ist, kann ohne weitere Bedenken empfohlen werden. Sollte der Benutzer jedoch Zweifel haben, ob er uneingeschränkt den Ball verwenden kann, ist auf jeden Fall eine Bewegungsfachkraft oder ein Arzt zur Beratung hinzuzuziehen. Personen, die an einer akuten Erkrankung der Bewegungsorgane oder der Wirbelsäule leiden oder aus diesem Grund bereits in Behandlung waren, sollten sich unbedingt beraten lassen.

IV Allgemeine Hinweise zum Pezziball

In diesem Teil werden dem Leser Hinweise gegeben, die vor Beginn der Gymnastik mit dem Pezziball beachtet werden sollten. Dabei werden zunächst Ratschläge zur Anschaffung von Bällen und Tips zum Gebrauch von Bällen formuliert, um ein effektives Üben zu ermöglichen. Abgeschlossen wird dieser Punkt durch die Beschreibung der Voraussetzungen, die das Üben mit dem Pezziball erfordert.

1 Ball ist nicht gleich Ball - Welcher Pezziball ist für mich richtig?

Bei der Anschaffung eines Balles sollten bestimmte Kriterien beachtet werden. Zunächst wird jeder Interessent, der einen solchen großen Ball erwerben will, erstaunt sein, welche Angebotspalette ihm gegenübersteht. Es gibt hier die unterschiedlichsten Variationen, die vom Produkt und vom Hersteller abhängig sind. Zur Entscheidungsfindung sollten folgende Punkte in der angegebenen Reihenfolge abgehandelt werden:

Übersicht
Kriterien zur Anschaffung eines Balles

1. Welche Ballgröße wird benötigt?

2. Welches Modell und welche Ausführung des Balles soll es sein?
   Welche Form soll der Ball haben?
   Welche Eigenschaften des Balles werden benötigt, worin soll seine primäre Verwendung bestehen?
   Welche Farbe soll der Ball haben?

3. Welches Material kommt den persönlichen Ansprüchen entgegen?

1.1 Die Größe des Balles

Zunächst kann gesagt werden, daß es zu jeder Körpergröße auch einen Ball mit dem passenden Durchmesser und damit der angemessenen Ballhöhe gibt. Die Abstufungen der einzelnen Bälle bewegen sich innerhalb der Spanne von 35 cm bis 120 cm

Durchmesser und vollziehen sich großenteils in 10-cm-Abständen. Die Feinregulierung der Größe des Balles wird über die Stärke des Aufpumpens gesteuert. Der Ballgröße kommt beim Kauf entscheidende Bedeutung zu. Sie regelt beispielsweise die Sitzhöhe bei der Verwendung des Balles als Stuhlersatz und beeinflußt - wenn auch nur in geringem Maße - das Gelingen oder Mißlingen einer gymnastischen Übung. Weiterhin gibt sie vor, welche Person den Ball effektiv und funktional benutzen kann. Als Kriterium für die Ballgröße dient meistens die Körpergröße.

Körpergröße	*Durchmesser des Balles*
bis 125 cm	35 cm
bis 140 cm	45 cm
bis 155 cm	55 cm
bis 175 cm	65 cm
ab 175 cm	75 cm

Tabelle 1: Verhältnis zwischen Körpergröße und Durchmesser des Balles (Angaben der Vertriebe)

Wird die Körpergröße isoliert betrachtet, so kann eine Aussage über die richtige Ballgröße nur als sehr pauschal gewertet werden.

Ein sogenannter "Sitzriese" weist nämlich völlig andere Körperproportionen auf als beispielsweise ein Mensch mit langen Beinen. Daher dient die obige Tabelle lediglich zur Orientierung. Vor einem tatsächlichen Kauf eines Balles sollte die Möglichkeit zum Probesitzen auf dem Ball genutzt werden. Hier kann man dann anhand der Gelenkstellungen im Knie und in der Hüfte entscheiden, ob der Ball die adäquate Größe hat.

Die ideale Sitzposition auf dem Ball ist wie folgt zu beschreiben: Der Hüftwinkel zwischen Oberschenkel und Oberkörper sowie der Kniewinkel zwischen Oberschenkel und Unterschenkel muß mindestens 90° betragen, während die Füße ganzflächig entspannt den Boden berühren. Vorteilhaft wäre es zur besseren Beckenkippung, wenn der Sitzwinkel zwischen Oberkörper und Oberschenkel größer als 90° wäre, so daß der Oberschenkel leicht nach vorne unten abfallen kann. Das Hüftgelenk wäre damit höher vom Boden entfernt als das Kniegelenk.

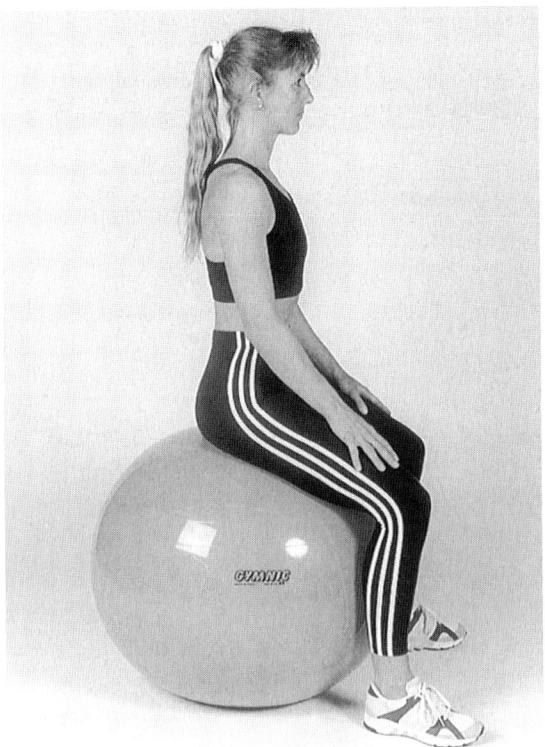

Foto 1: Aufrechte Sitzposition

Der praktische Tip!

Eine ausführliche Beschreibung einer aufrechten und physiologisch günstigen Sitzposition findet sich im Kapitel V.

1.2 Das Modell und die Ausführung des Balles

Ähnlich wie bei der Ballgröße gibt es auch bei der Ausführung des Balles und damit bei der Form Unterschiede.

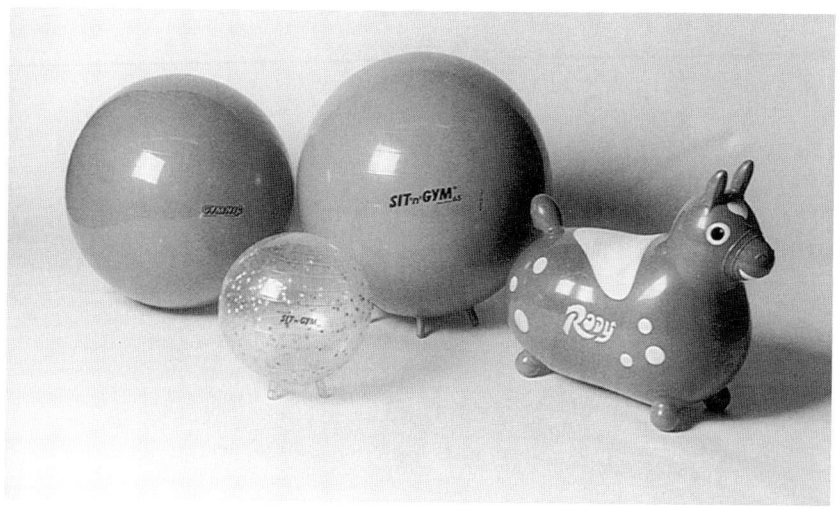

Foto 2: Unterschiedliche Formen des Balles: der Pezziball, der Pezziball mit Füßchen, das Rody

Die klassische Form ist ein großer Ball, der keine weiteren besonderen Ergänzungen aufweist. Dieser Ball ist universal einsetzbar. Er kann beispielsweise als Sitzgelegenheit dienen. Seine vorrangige Eignung und Verwendung liegt jedoch in der Gymnastik. Er besitzt im wesentlichen alle Eigenschaften, die andere kleinere Bälle auch haben, und kann deshalb zu denselben Übungsformen eingesetzt werden.

Weiterentwicklungen dieser herkömmlichen Ballform ergaben eine Ergänzung um vier oder auch fünf Noppen, die in Form eines kleinen Kreises angeordnet sind. Diese Ballform ist primär für den Gebrauch des Balles zum Sitzen gedacht. Die Noppen, die auch Füßchen genannt werden, sollen ein Wegrollen des Balles beim Aufstehen verhindern. Im weiteren wird eine Lagerung zum Beispiel auf dem Tisch oder dem Schrank ermöglicht, ohne daß der Ball fortrollt. Bei der Nutzung dieses Balles zur Gymnastik können sich dann jedoch die Füßchen als störend erweisen, wenn beispielsweise über den Ball gerollt werden soll. Generell ist er jedoch ebenso zu gymnastischen Übungen einsetzbar wie der Ball mit der klassischen Form ohne Füßchen.

Neben diesen beiden Ausführungen gibt es noch zwei weitere, die speziell für Kinder gedacht sind. Zum einen gibt es einen Ball, der mit einem integrierten

Haltegriff versehen ist und sich vornehmlich zum Hüpfen und Springen eignet. Die andere Variation ist kein Ball mehr, sondern ein aufblasbares Pferd. Dieses Pferd wird vom Hersteller als "Rody" bezeichnet. Es ist sozusagen der Pezziball für Kinder ab zwei Jahren. Durch stärkeres Aufpumpen wächst das Sitzpferdchen mit. Die Verwendungsmöglichkeiten sind wiederum vielseitig. Man kann auf dem Pferd "richtig-" und "falsch-" herum sitzen, damit schaukeln, spielen oder einfach nur viel Spaß haben.

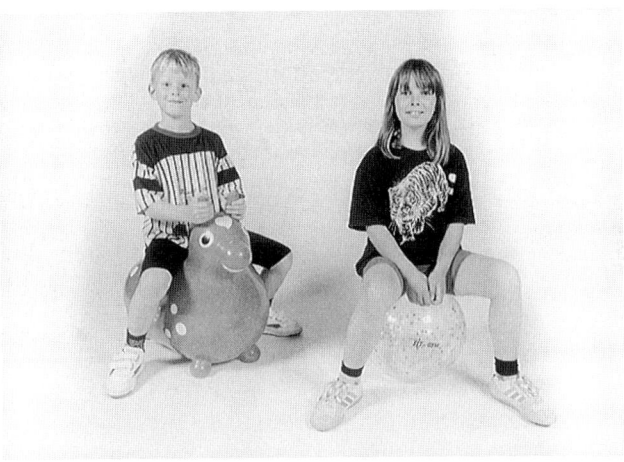

Foto 3: Der Pezziball für Kinder: Das Rody und ein transparenter Ball

Die Bälle werden in verschiedenen Farben angeboten. Dabei werden bestimmte Farben wie unter anderem perlweiß und transparent über mehrere Ballgrößen hinweg angeboten. In der Regel kann jedoch gesagt werden, daß, abhängig vom Hersteller, jeder Ballgröße eine bestimmte Farbe zugeordnet ist. Dabei reicht die Farbskala von grün und blau über violett bis zu rot und gelb. Bestimmte Farben und Tönungen lassen den Ball beispielsweise weniger voluminös erscheinen. Für Kinder gibt es auch einen transparentfarbenen Ball mit bunten Sternchen.

1.3 Das Material des Balles

Die Frage nach dem Material spielt nur bedingt eine Rolle. Hier gilt, daß vorrangig das persönliche Empfinden im Umgang mit dem Ball und damit mit dem Material entscheiden sollte. Unterschiede, die sich hier ergeben können, beziehen sich zum einen auf die Belastbarkeit des Balles und zum anderen auf die Oberflächenbeschaffenheit und das Gewicht. Entscheidend ist, daß eine hohe Formstabilität des Balles garantiert wird.

2 Das ABC des Balles - Was ich sonst noch über meinen Pezziball wissen sollte

Bei der Nutzung eines Pezziballes bedarf es einiger besonderer Regeln und Maßnahmen. Deren Beachtung und Einhaltung ist wichtig, um die Freude bei der Verwendung eines funktionsfähigen Balles aufrechtzuerhalten.

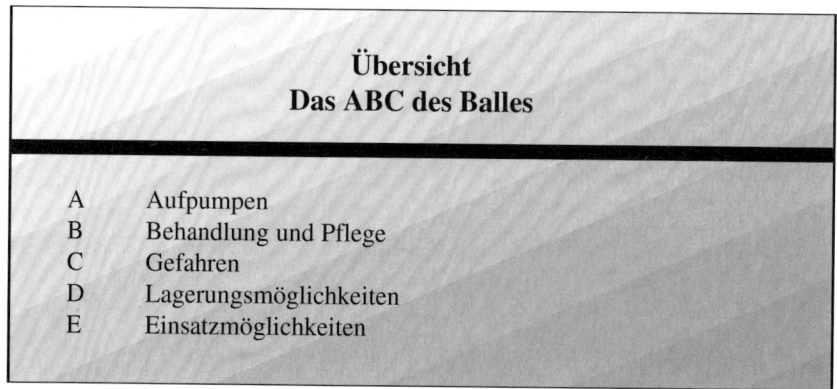

Übersicht
Das ABC des Balles

A   Aufpumpen
B   Behandlung und Pflege
C   Gefahren
D   Lagerungsmöglichkeiten
E   Einsatzmöglichkeiten

A. Aufpumpen des Balles:
1. Zum Aufpumpen des Balles kann eine Fahrradpumpe verwendet werden. Dazu ist im Lieferumfang des Balles ein Rückschlagventil vorhanden, welches das Aufpumpen erleichtert. Daneben kann der Ball auch mit einem Kompressor aufgeblasen werden - beispielsweise an einer Tankstelle. Dabei ist jedoch besondere Vorsicht geboten!

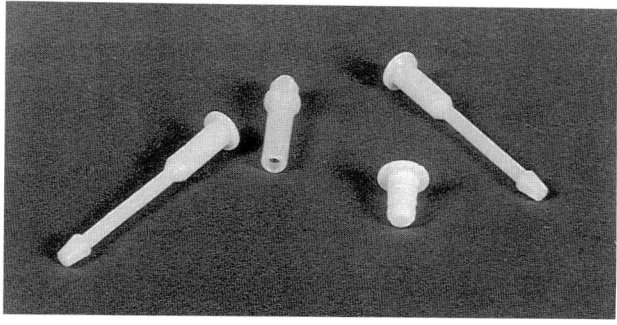

Foto 4: Optionales Ballzubehör (langer Stöpsel, kurzer Stöpsel, Rückschlagventil)

2. Je nach Hersteller enthält der Lieferumfang des Balles verschiedene Stöpsel, um nach dem Aufpumpen das Lufteinlaßloch verschließen zu können. Sollte ein langer Stöpsel dabei sein, empfiehlt sich dessen Verwendung. Ansonsten ist ein kurzer Stöpsel zu benutzen. Die übrigen Stopfen dienen als Ersatz.

3. Beim erstmaligen Aufpumpen des Balles sollte etappenweise vorgegangen werden. Dadurch werden Ausblähungen vermieden, die die ursprünglich runde Form des Balles verändern.

4. Beim Aufblasen des Balles ist die angestrebte Endgröße zu beachten. Diese stimmt in der Regel nicht mit der Maximalgröße überein. Sitzt der Benutzer auf dem Ball, sollte das Hüftgelenk höher als das Kniegelenk sein, so daß der Oberschenkel leicht nach unten abfallen kann, wenn der Fuß mit der gesamten Sohle auf dem Boden steht (vergleiche Kapitel V).

5. Beim Sitzen auf dem Ball sollte der Benutzer nicht einsinken. Hier ist insbesondere die Formstabilität und die Härte des Balles zu beachten.

6. Der angegebene Maximaldurchmesser darf beim Aufblasvorgang nicht überschritten werden!

7. An kalten Tagen sollte der Ball vor dem Aufpumpen mindestens eine Stunde ausgepackt in einem Raum mit 20 °C Raumtemperatur aufbewahrt werden.

8. Die Verpackung sowie die Beschreibung und die Belege sollten aufbewahrt werden.

B. Behandlung und Pflege des Balles:

9. Ist abzusehen, daß der Ball über längere Zeit nicht benutzt wird, empfiehlt es sich, die Luft aus dem Ball vollständig oder auch nur teilweise entweichen zu lassen. Die Funktionsdauer des Balles wird dadurch erhöht, das Material behält länger seine Eigenschaften bei.

10. Keine spitzen Gegenstände benutzen, um den Stöpsel aus dem Ball zu entfernen, wenn die Luft herausgelassen werden soll. Statt dessen den Stöpsel mit einem Teelöffel oder mit einer Geldmünze aus der Öffnung hebeln.

11. Hat der Ball Noppen, dann sollte ein dauerhaftes Sitzen auf den Noppen vermieden werden. Es können dabei zum Beispiel durch Drehbewegungen unter Gewichtsbelastung extreme Zugkräfte auftreten. Der Ball kann an der Noppe einreißen.

12. Um den Ball von Schmutzrückständen zu befreien, sollte entweder Wasser oder eine sanfte Seifenlauge verwendet werden. Aggressive Reinigungsmittel sind zu vermeiden.

13. Kleinere Löcher im Ball können selbst behoben werden. Flickzeug ist dazu im Fachhandel erhältlich. In der Regel übernehmen weder der Hersteller noch der Vertreiber für geflickte Bälle Garantieansprüche.

C. Gefahren für den Ball:

14. Unbedingt zu vermeiden ist eine direkte Hitzeeinwirkung auf den Ball wie zum Beispiel intensive Sonneneinstrahlung. Dies kann gegebenenfalls zum punktuellen Schmelzen der Balloberfläche führen, was sich wiederum in Ausblähungen bemerkbar machen kann.

15. Die Auswirkungen indirekter Hitzebeeinflussung sind ebenfalls zu beachten. Da sich dabei die Luft im Ball ausdehnt, können Bälle platzen, die prall aufgepumpt und maximal mit Luft gefüllt sind. Vorsicht beim Transportieren von Bällen im Auto an heißen Tagen!
16. Der Kontakt des Balles mit spitzen und kantigen Gegenständen und Dingen kann diesen zum Zerplatzen bringen (Scherben, Nägel, Möbelecken, u.ä.).

D. Lagerung des Balles:
17. Der Ball kann unter Tischen, in Ecken, auf dem Schrank verstaut werden. Die beste Lagerung ist jedoch immer noch die Nutzung.
18. Um das Wegrollen des Balles zu verhindern und das dauerhafte Legen an jeden beliebigen Ort zu erleichtern, haben sich folgende Hilfsmittel bewährt: Entweder verwendet man einen Blumentopfuntersetzer oder einen alten Fahrradschlauch, der zu einem kleinen Ring geformt wird, um den Ball daraufsetzen zu können. Von verschiedenen Herstellern werden auch sogenannte Gymnastikringe (Durchmesser 18 cm) angeboten, die zum Plazieren des Balles dienen.

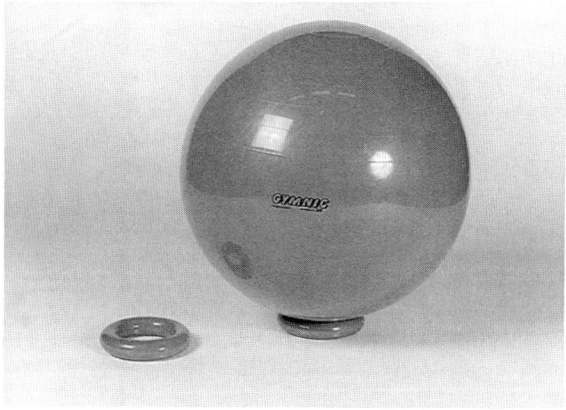

Foto 5: Lagerungshilfe: Der Gymnastikring

Sollte der Ball Noppen haben, erübrigen sich derartige Hilfsmittel. Die Noppen verhindern das Rollen des Balles.

E. Einsatzmöglichkeiten des Balles:
19. Neben der herkömmlichen Verwendung des Balles in Turn- und Gymnastikhallen oder in der Wohnung kann er auch hervorragend im Wasser eingesetzt werden. Zu beachten sind lediglich die Gefahren für den Ball, die unter C genannt sind.

Insgesamt läßt sich zusammenfassen: Der Pezziball ist ein sicheres Übungsgerät, das sich als einfach und pflegeleicht im Gebrauch herausstellt.

3 Voraussetzungen zum Üben

Grundsätzlich gilt folgende Regel:

> **Es kann bei jeder Gelegenheit, jederzeit, in jeder Kleidung
> mit dem Pezziball geübt werden.**

Was heißt das konkret?
Prinzipiell wird bereits durch die Verwendung des Pezziballes als Sitzgelegenheit geübt. Im weiteren ist auch jede Form der Pausengestaltung oder die Durchführung der Gewöhnungsübungen - wie sie im praktischen Teil beschrieben werden - ohne besondere Vorbereitung möglich.
Soll ein komplettes Gymnastikprogramm mit dem Pezziball durchgeführt werden, so bedarf das einiger Vorbereitungen. Sportliche Kleidung ist anzuraten. Empfehlenswert ist, die verschiedenen Übungen ohne Schuhe in Strümpfen oder barfuß auszuführen, da hier vielfach als zusätzlicher Aspekt ein Training der Fußmuskulatur betrieben werden kann. Bei Spielen, Spielformen oder läuferischen Übungen sollten Schuhe getragen werden - insbesondere beim Laufen auf harten, wenig dämpfenden Böden.
Die Wahl der Tageszeit spielt eine untergeordnete Rolle. Auf jeden Fall jedoch sollte gewährleistet sein, daß genügend Übungszeit besteht, um nicht unter Zeitdruck arbeiten zu müssen. Anderenfalls stellt sich nämlich häufig die Situation dar, daß Übungen nur verkürzt ausgeführt werden und eine abschließende Entspannungsphase gänzlich entfällt. Als Konsequenz hieraus sollte beachtet werden, daß das Training mit dem Ball ebenso in den Tagesablauf eingeplant werden muß wie alle anderen Tätigkeiten. Nutzen Sie z.B. die 15 Minuten des täglichen "Tagesschausehens", um ein kleines Pezziballprogramm durchzuführen.

> ## *Der praktische Tip!*
>
> Suchen Sie sich die für Sie optimale Tageszeit zur Durchführung der Pezziballgymnastik aus!
> Lesen Sie dazu die verschiedenen Möglichkeiten zur Gestaltung eines Gymnastikprogrammes im Kapitel VI.2 nach!

Zusammenfassung
Voraussetzungen zur Durchführung
eines Gymnastikprogramms

1. Einplanung des Gymnastikprogramms in den Tagesablauf
2. Schaffung der notwendigen Übungsfläche
3. Angemessene und bequeme Kleidung

V Hintergrundinformationen zum Sitzen auf dem Pezziball

Eine wesentliche und häufige Verwendungsmöglichkeit des Pezziballes ist die als Sitzgelegenheit. Daher soll in diesem Abschnitt im besonderen das Sitzen auf dem Ball thematisiert werden. Hierzu zählen neben der Beschreibung der korrekten und physiologisch "richtigen" Sitzposition auch das Hinsetzen und Aufstehen sowie Informationen über das Sitzen beziehungsweise das Sitzverhalten im Alltag.

1 Sitzen als Verhaltenweise - oder die Entwicklung zum Homo sedens

> **Die Verantwortung für das *eigene* Verhalten und die *eigene* Gesundheit kann an niemanden abgegeben werden.**

○ *Sitzen, sitzen, sitzen, schon wieder sitzen, immer noch sitzen.*
Täglich werden es mehr Menschen, die an einem Arbeitsplatz beschäftigt sind, der vorwiegend durch eine sitzende Tätigkeit bestimmt wird. Damit ist oftmals ein Tagesablauf vorgeschrieben, der im wesentlichen durch eine sitzende Position geprägt ist. Bereits morgens beim Frühstück wird gesessen, auf dem Weg zur Arbeit, in den Pausen, beim Treffen im Freundenskreis, im Kino, beim Fernsehen usw. Die Liste könnte weiter fortgeführt werden, ohne daß es schwerfiele, Situationen zu finden, in denen das Sitzen die dominierende Körperposition ist. Und dabei ist das Sitzen vielfach keine selbstgewählte Position, sondern ergibt sich aus sozialen, gesellschaftlichen, ökonomischen, arbeitsspezifischen oder historischen Bedingungen, welche ein zwanghaftes und nicht selten unfreiwilliges Dauersitzen zur Folge haben.

○ *Sitzen als die wesentliche Körperhaltung unserer Zeit*
Die Anlage zum Sitzen ist genetisch programmiert, das heißt, das Kleinkind erlernt ohne Einwirkungen von außerhalb das Sitzen selbst (vgl. Milz 1994, 87). Dabei probieren Kinder in sehr unterschiedlicher und vielfältiger Weise verschiedene Sitzhaltungen aus. Durch ihre soziale Einbindung jedoch in die gesellschaftlichen Mechanismen werden sehr schnell kulturelle und moralische Werte und Normen an sie herangetragen. Milz (1994, 93) nennt diesen Vorgang "die soziale Dressur des Sitzens". Aufforderungen und Anweisungen wie "Setz dich gerade hin", "Zapple nicht beim Sitzen, sei ruhig" oder bei Mädchen "Sitz anständig, halte deine Beine zusammen" lassen dann bald die einstige Kreativität und Beweglichkeit beim Sitzen vergessen. Im Kindergarten, in der Schule setzt sich die Erziehung hin zum ruhigen Sitzen weiter fort, was sich später am Arbeitsplatz nicht ändern wird. Die

Bewegungen des Körpers werden beispielsweise bei der Bildschirmarbeit ebenso "fragmentiert und monotonisiert" (Milz 1994, 94) wie bei der eintönigen Arbeit am Fließband.

○ *Auswirkungen des Sitzens*
Zweifellos hat das Sitzen auch Vorteile, die sowohl im physischen als auch im psychischen Bereich liegen. So wird beispielsweise im Sitzen die Rumpfstabilität verbessert, und die Hüft- und Beingelenke werden entlastet. Dennoch sind an dieser Stelle besonders die negativen Auswirkungen eines langen Sitzens zu thematisieren. Die zahlreichen pathologischen Konsequenzen sind unter anderem von Barlow (1983), Feldenkrais (1985) oder Alexander (1984) in körpertherapeutischen Ansätzen erarbeitet worden. Die Problematik beschränkt sich dabei nicht nur auf momentan akut auftretende Schmerzen im Rücken, Kopf, Nacken, in der Schulter, in den Armen und Händen und in den Knien und Füßen, sondern basiert vor allem auf daraus resultierenden chronifizierten Beschwerden und möglichen dauerhaften Schädigungen des Organismus und seiner Strukturen. Schlechte Sitzgewohnheiten und eine gebückte und krumme Haltung führen im weiteren zu vegetativen Störungen wie den Einschränkungen in der Atmungsfunktion, der Verdauungsfunktion und des venösen Blutrückstromes. Dazu kommt eine Erschlaffung und Verkürzung der Halte- und Stützmuskulatur im Bauch-, Rücken-, Hüft- und Brustbereich.

○ *Beobachten Sie sich selbst!*
Neben den vielen Anregungen, die zur Vermeidung und zum Ausgleich von langen Sitzperioden gegeben werden, sollte zunächst ein Prozeß der Bewußtmachung initiiert werden. Denn bevor Veränderungen einsetzen können, müssen die Verhältnisse erkannt werden, die zur Zeit vorliegen. Einen derart komplexen Zusammenhang wie Verhalten bewußt werden zu lassen, stellt dabei besondere Anforderungen. Nutzen Sie dazu das folgende Beispiel.

Beispiel: Selbstbeobachtungsbogen

Aufgabe: Der Selbstbeobachtungsbogen soll Ihnen helfen, den Ist-Zustand festzustellen. Tragen Sie dazu, ähnlich wie es im Beispiel gezeigt wird, eine Woche lang Ihr persönliches Sitzverhalten in die nachfolgende Tabelle ein.

Beispiel für einen Tag:

Wochentag	Wie lange?	Worauf?	Situation?	Gefühle?	Ausgleich?	Bemerkg.
Dienstag	6 Stunden	Bürostuhl	Arbeitsplatz	Schmerzen	Übung	
	45 Minuten	Autositz	Arbeitsfahrt	anstrengend		
	1 Stunde	Küchenstuhl	Abendessen	zufrieden		
	2,5 Stunden	Sessel	Fernsehen	müde	gestreckt	

Selbstbeobachtungsbogen:
Welches Sitzverhalten zeige ich während einer Woche?

Wochentag	Wie lange?	Worauf?	Situation?	Gefühle?	Ausgleich?	Bemerkung
Montag						
Dienstag						
Mittwoch						
Donnerstag						
Freitag						
Samstag						
Sonntag						

Erschrecken Sie nicht, wenn das Ergebnis eine tägliche Sitzbelastung von mehr als zehn Stunden ist, denn das ist keine Seltenheit mehr. Sie haben Gelegenheit, Änderungen vorzunehmen und zu realisieren. Die Nutzung des Pezziballes als Sitzmobiliar und als Übungsgerät in der Gymnastik wird Ihnen dabei helfen. Entscheidend ist, daß Sie nun für den Prozeß der Veränderung sensibilisiert sind und durch die folgenden Anregungen zum Sitzen und zur Bewegung direkte Anknüpfungspunkte bekommen, die Sie sofort im Alltag umsetzen können.

2 Beschreibung der aufrechten Sitzhaltung

Die aufrechte Sitzhaltung zeichnet sich vor allem dadurch aus, daß die Wirbelsäule sich in ihrer physiologisch günstigen Form befindet. Angestrebt wird dadurch eine möglichst optimale Belastung des aktiven und passiven Bewegungsapparates. Die Voraussetzung für das physiologisch "richtige" Sitzen ist eine individuell an den Körper angepaßte Ballhöhe (= Sitzhöhe). Es ist sinnvoll, die Sitzhaltung von unten beginnend nach oben hin aufzubauen, das heißt, mit der Stellung der Füße zu beginnen und der Kopfhaltung zu enden. Achten Sie darauf, daß das Ergebnis des Haltungsaufbaus eine physiologisch individuell angepaßte Sitzhaltung ist.
Die Füße sollten mit der gesamten Fußsohle Kontakt zum Boden haben und gleichmäßig belastet werden. Die Knie- und Fußgelenke nehmen eine Beugestellung im Winkel von 90° ein. Für die optimale Belastung der Knie- und Fußgelenke müssen die Oberschenkel-, Unterschenkel- und Fußlängsachsen in einer Ebene liegen.

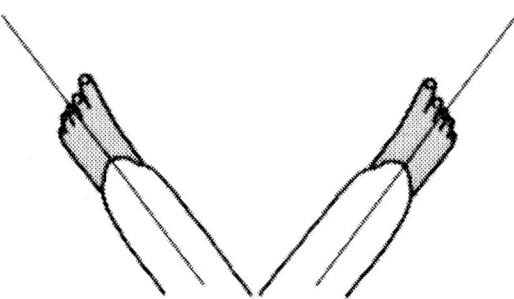

Abbildung 11: Korrekte Beinachsen im Sitzen

Die Stellung des Beckens steuert die Bewegung der Wirbelsäule und beeinflußt wesentlich ihre Form. Das Becken sollte leicht nach vorn gekippt sein, um eine physiologische Lordose in der Lendenwirbelsäule (leichte Lendenwirbelsäulen-vorwölbung) zu ermöglichen.

Für eine gute Beckenkippung ist es entscheidend, das Becken isoliert von den anderen Körperteilen bewegen zu können. Zum Einüben der Beckenkippung faßt man daher links und rechts an die Beckenkammknochen und führt mit den Händen und Armen das Becken nach vorne und nach hinten. Das Becken pendelt vor und zurück. Dabei sollte bewußt auf die Veränderungen in der Form des Rückens geachtet werden. Der Schultergürtel bleibt in einer Mittellage und bewegt sich nur unwesentlich mit.

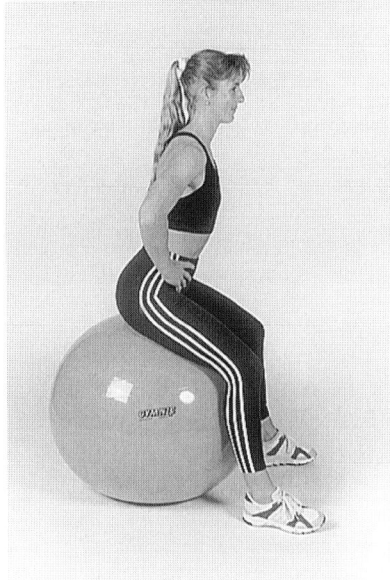 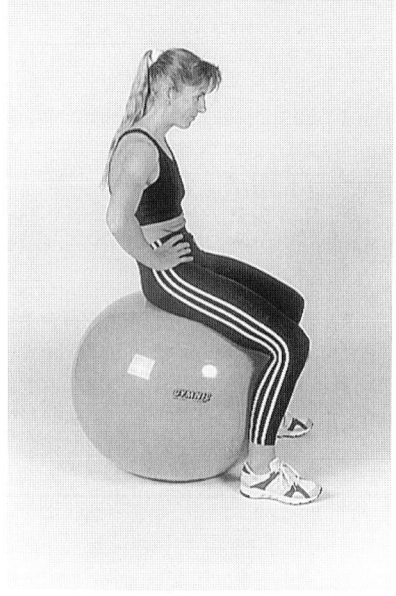

Foto 6 und 7: Einüben der Beckenbeweglichkeit; die Beckenkippung ermöglicht die aufrechte Haltung, die Beckenaufrichtung fördert die Rundrükkenhaltung.

Während der Beckenkippung kommt es zwangsläufig zu einer Bewegung des Brustkorbes. Der Brustkorb hebt sich leicht nach schräg-vorne-oben an. In diesem Zusammenhang ist die Vorstellung hilfreich, daß das Brustbein an einem Faden schräg nach vorne oben gezogen wird. Auch der Gedanke, die Gefühle Stolz oder Selbstbewußtsein ausdrücken zu wollen, unterstützt die Brustkorbhebung. Die Bewegung ist sehr deutlich am Brustbein beobachtbar. Durch die damit erhaltene Bewegungsweite im Brust- und Bauchbereich kommt es zu einer freien und uneingeschränkten Atmung.

Der Schultergürtel liegt locker auf seiner Auflagefläche. Wenn der Brustkorb aufgerichtet ist und die Arme seitlich neben dem Körper hängen, ist die Stellung des Schultergürtels automatisch korrekt.

Mit der Brustkorbhebung kommt es gleichzeitig zu einer Streckung in der Halswirbelsäule. Der Kopf schiebt sich nach hinten oben, der Blick ist dabei geradeaus, parallel zum Boden gerichtet. Damit ist der Kopf auf dem Hals ausbalanciert. Zur Selbstkontrolle der aufrechten Sitzhaltung und zur Schulung des Körpergefühls für die Schwingungen der Wirbelsäule ist es empfehlenswert, einen Stab längs der Wirbelsäule auf den Rücken zu halten. Dabei kann durch den Druck, den der Stab auf dem Rücken verursacht, gut nachempfunden werden, wie die momentane Stellung der Wirbelsäule ist. Im günstigen Fall sollte der Hinterkopf, der obere Rücken (=Brustwirbelsäule) und das Gesäß Kontakt zum Stab haben. Im Bereich der Lendenwirbelsäule kann man die Finger (nicht die gesamte Hand) unter dem Stab hindurchschieben.

Diese Form der Haltungskontrolle ist sowohl alleine, besser aber mit einem Partner, der den Stab am Rücken anhält, durchführbar.

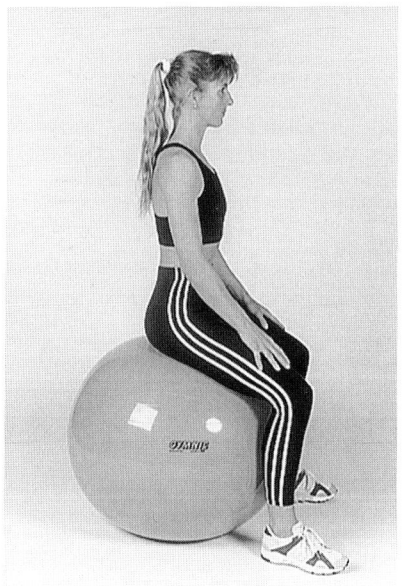 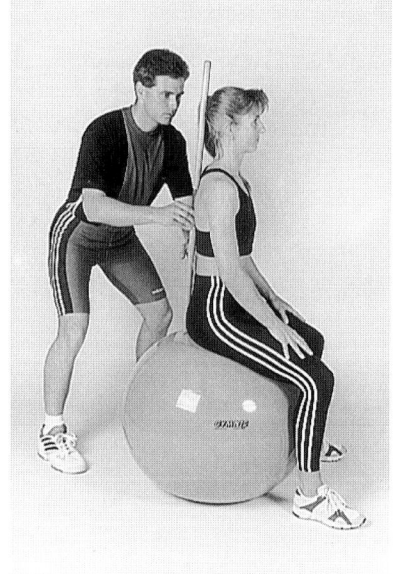

Foto 8 und 9: Aufrechter Sitz auf dem Ball und zusätzliche Haltungskontrolle mit
              einem Stab

Anschaulich läßt sich die aufrechte Sitzhaltung mit der Zahnradvorstellung nach Brügger verdeutlichen. Das Becken, der Brustkorb und der Kopf werden als Zahnräder gedeutet, die ineinander greifen und bei Bewegung sich stets gegenseitig beeinflussen. Bewegt sich beispielsweise bei der aufrechten Sitzhaltung das untere Zahnrad nach vorne (=Beckenkippung), so kommt es zwangsläufig zum Gegendrehen des mittleren Rades (=Brustkorbhebung) und wieder zum Vorwärtsdrehen des oberen Zahnrades (= Halswirbelsäulenstreckung). Andererseits läßt sich die krumme Sitzhaltung durch das Rückwärtsdrehen des unteren Rades (= Beckenaufrichtung, Sitzkyphose) deuten, welches somit dann eine Brustkorbsenkung und Halswirbelsäulenfehlstellung nach sich zieht.

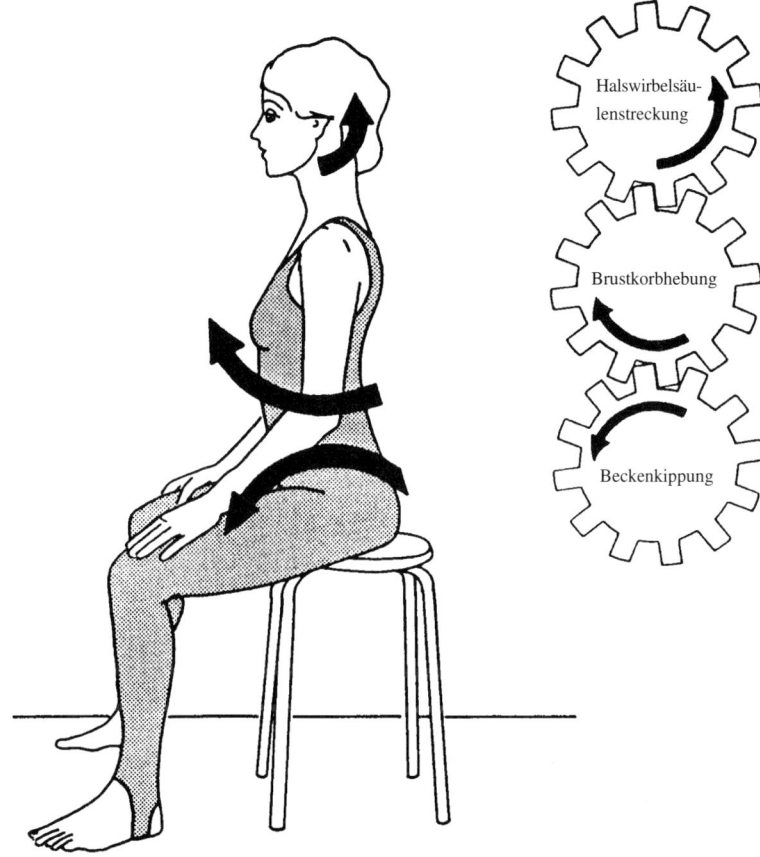

Abbildung 12: Das Zahnradmodell nach Brügger - die aufrechte Sitzhaltung (aus: Boner u.a. 1989, 11)

Die Vorstellung der verschiedenen Bewegungssegmente durch Zahnräder kann einfach durch die wechselnde Einnahme der aufrechten und der gebückten (fehlbelasteten) Sitzhaltung nachempfunden werden.

Zusammenfassung
Aufrechtes Sitzen auf dem Pezziball

1. Fußsohlen ganzflächig auf dem Boden
2. Knie- und Hüftwinkel mindestens 90°
3. Achsengerechte Fuß- und Beinstellung
4. Beckenkippung
5. Physiologische Lendenlordose
6. Brustkorbhebung
7. Lockere Schultergürtelauflage
8. Arme leicht gebeugt, Hände entspannt auf den Oberschenkeln ablegen
9. Halswirbelsäulenstreckung
10. Blickrichtung geradeaus, parallel zum Boden

3 Aufstehen und Hinsetzen

Das Aufstehen und Hinsetzen steht in engem Zusammenhang mit der aufrechten Körperhaltung beim Stehen und beim Sitzen. So hat beispielsweise der Vorgang des Hinsetzens für die nachfolgende Sitzposition eine große Bedeutung. Gelingt es beim Hinsetzen nicht, das Gewicht über die Sitzbeinhöcker zu bekommen, dreht das Becken sehr leicht nach hinten, richtet sich dadurch auf, und es kommt insgesamt zur sitzkyphotischen Haltung. Daher ist bewußt der nachfolgend beschriebene Bewegungsablauf zu beobachten, auszuprobieren und zu üben.

Um aus der aufrechten Sitzposition aufzustehen, wird der Körperschwerpunkt zunächst durch Vorbeugen des gestreckten Oberkörpers nach vorne verlagert. Diese Bewegung geschieht lediglich durch Beugung der Hüfte. Dabei spürt der Übende, wie das Gesäß entlastet wird und die Anspannung in der Oberschenkelmuskulatur stetig zunimmt. Das Vorbeugen des Oberkörpers endet erst, wenn das Gesäß völlig von der Sitzfläche abgehoben ist. Das Aufrichten des Körpers zum Stand geschieht nun nur noch mit Hilfe der Beinmuskulatur, die eine Streckbewegung einleitet. Gleichzeitig kommt es zur Streckung der Hüfte. Zur Unterstützung ist ein Abstützen der Hände auf den Oberschenkeln hilfreich. Neben der Haltung des Rückens ist insbesondere auch die Stellung des Kopfes zu beachten, der in Verlängerung der Wirbelsäule gehalten und nicht überstreckt werden soll. Außerdem ist die achsengerechte Bein- und Fußstellung zu berücksichtigen, die zwischen einer schulterbreiten Fußstellung und einer leichten, schulterbreiten Schrittgrätschstellung variieren kann.

Der Bewegungsverlauf sollte insgesamt harmonisch und flüssig sein, wobei die Bewegung des Aufstehens gegebenenfalls in einem kleinen Vorwärtsschritt enden kann.

Das Hinsetzen vollzieht sich in entgegengesetzter Reihenfolge.

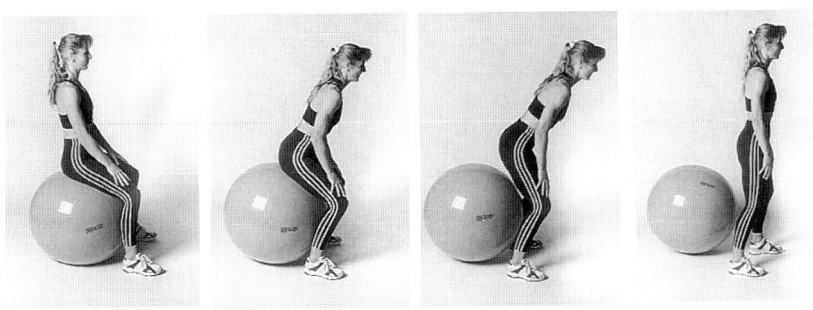

Fotos 10-13: Der Vorgang des Aufstehens und Hinsetzens

4 Sitzverhalten - oder die Weiterentwicklung des Homo sapiens

Bewegtes Sitzen - bewußtes Sitzen - Sitzen mit Verstand

Wenn wir schon sitzen müssen, sollten wir häufiger versuchen, bewußt in diese Situation hineinzugehen und bewußt mit ihr umzugehen. Die Prinzipien, die dem bewußten Sitzen übergeordnet sind, lauten:
dynamisches und alternatives Sitzen.
Die Überlegungen, die hinter diesen Prinzipien stehen, sind einfach zu erklären und anzuwenden.

Alternatives Sitzen
Unter alternativem Sitzen versteht man die Verwendung verschiedener, möglichst abwechslungsreicher und ergonomischer Hilfsmittel zum Sitzen anstelle eines herkömmlichen Stuhles.

Dynamisches Sitzen
Mit dynamischem Sitzen soll ein bewegtes Sitzen ausgedrückt werden, daß sich durch kompensatorische Veränderungen wie beispielsweise zusätzliche Bewegungen (Foto 14), Sitzpositionswechsel, Sitzunterbrechungen durch Stehphasen und Gehpausen, ergänzende Gymnastik mit Dehnung und Mobilisation und Phasen der geistigen und körperlichen Entspannung auszeichnet.

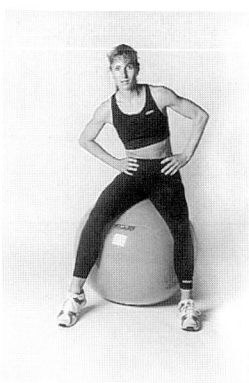

Foto 14: "Bandscheibenmassage": eine kleinräumige und kreisende Bewegung des Beckens auf dem Ball (vgl. Übung 2 im praktischen Teil)

Beim Sitzen über einen längeren Zeitraum finden im Körper bestimmte physiologische Prozesse statt, die der Aufrechterhaltung einer günstigen Sitzposition entgegenwirken. Hier ist beispielsweise die begrenzte Drucktoleranz des Gewebes zu nennen. Bei längerem Sitzen, mit dem eine länger dauernde Haltearbeit der Muskulatur einhergeht, kommt es zu lokalen Störungen der Durchblutung. Schoberth (1989, 249) berichtet, daß Untersuchungen von Nöcker (1954) und Stoboy (1985) gezeigt haben, daß die statische Ausdauer bei einer Anspannung der Haltemuskulatur mit 10% der Maximalkraft lediglich 30 Minuten betrage und danach exponentiell abnehme. Das bedeutet: Selbst bei einer physiologisch und biomechanisch optimalen Sitzhaltung kommt es zur Ermüdung und auch zum Schmerz.

Andererseits ist jedem bekannt, wie beispielsweise die körperliche Aktivität am Morgen durch Dehnen und Räkeln gesteigert wird. In diesem Zusammenhang weist Schoberth (1989, 251) darauf hin, daß jede Bewegung mit der Erregung der wahrnehmenden Rezeptoren zur Erhöhung des Wachheitsgrades und damit zu einer gesteigerten Aktivität beitrage.

Der Pezziball in der Nutzung als Sitzgelegenheit vereinigt nun diese beiden Prinzipien in sich - sowohl die Forderung nach einem alternativen als auch nach einem Dynamik ermöglichenden Sitzmobilar. Dennoch wird sich auch hier zeigen, wie die Muskulatur nach einem gewissen Zeitraum ermüdet und es zu einem Verfall der aufrechten Sitzposition kommt. Daher sind besonders die Möglichkeiten zur Sitzphasenunterbrechung und Bewegungssteigerung auszuschöpfen, wie sie oben beschrieben sind. Darüber hinaus sollte ein weiterer Schwerpunkt auf der Ökonomisierung der Sitzposition liegen. Zum Aufrechterhalten einer günstigen Sitzhaltung soll so wenig Kraft wie möglich aufgebracht werden. Dadurch wird ein besonders effektives Sitzen gewährleistet.

Der praktische Tip!

Haben Sie sich für ein "bewußtes" Sitzen entschieden? Vielleicht möchten Sie Ihre Entscheidung auch als Ziel auf dem Weg zu Gesundheit und Fitneß, wie in der Einleitung beschrieben, festhalten.
Anregungen zur Sitzunterbrechung finden Sie unter anderem bei den Übungen 1-6, 10, 75-84.

5 Ergonomie des Sitzens

Sitzen sollte aber neben einer verhaltensbestimmten auch einer ergonomischen Relevanz genügen. Unter der Ergonomie ist die wissenschaftliche Disziplin zu verstehen, die sich unter anderem mit der Erforschung der optimalen Arbeitsbedingungen für den Menschen auseinandersetzt.
Der Pezziball als Alternative zum Schreibtischstuhl wird immer bedeutender, obgleich sicher ist, daß er einen ergonomisch gestalteten Bürostuhl nicht völlig verdrängen wird. Wird der Pezziball als Schreibtischstuhlersatz benutzt, so reicht es nicht aus, lediglich den Pezziball auf seinen Benutzer adäquat in der Ballhöhe (=Sitzhöhe) einzustellen, sondern es muß auch eine entsprechende Anpassung der Tischhöhe an die Körperproportionen des Benutzers beziehungsweise an die Höhe des Pezziballes erfolgen.
Da der Pezziball optimal auf seinen Benutzer einstellbar ist, gilt die Aufmerksamkeit an dieser Stelle lediglich der Tischhöhe. Der Fußboden gibt dazu den Fixpunkt vor.

○ Einstellung der Tischhöhe
Idealerweise ist von einem höhenverstellbaren Tisch auszugehen. Nehmen Sie dann zur Einstellung der Tischhöhe eine aufrechte Sitzposition ein, die Füße bleiben mit der gesamten Fußsohle bequem auf dem Boden stehen. Dann sollte sich die Ellenbogenspitze in Höhe der Tischoberfläche oder etwas darüber befinden. Dabei liegen die Unterarme auf dem Tisch auf, die Schultern dürfen in dieser Position nicht angehoben werden. Bewegen Sie sich dann mit dem Pezziball so, daß Sie sich mit den Unterarmen und Händen bequem auf der Tischplatte abstützen können.
Sollte der Tisch nicht höhenverstellbar sein, ist grundsätzlich die gleiche Sitzposition zu wählen, wie oben beschrieben. Gegebenenfalls müssen dann jedoch zusätzliche Bewegungen ausgleichend wirken. Bei zu hohem Tisch ist deshalb näher an die Tischplatte heranzurücken, wobei dann die Oberarme seitlich abgespreizt werden müssen, um ein Anheben der Schultern zu vermeiden. Ist die Arbeitsplatte zu niedrig, kann der Höhenunterschied durch ein Wegrollen von der Arbeitsplatte nach hinten und durch ein Vorbeugen des aufrechten Oberkörpers nach vorne ausgeglichen werden. Dabei sollte die Bewegung des Vorbeugens

ausschließlich durch eine Beugung in den Hüftgelenken erfolgen und nicht durch eine Krümmung in der Wirbelsäule. Die Arme sollten nun stützend auf dem Tisch aufgelegt werden (vgl. Kempf 1994, 67f).

Bei zu niedriger Tischhöhe besteht jedoch immer die Möglichkeit, den Tisch auf eine Unterlage zu stellen, um somit eine angepaßte Tischhöhe zu erreichen.

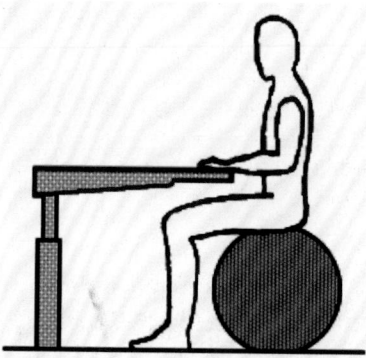

Abbildung 13: Die Arbeitsplatzanpassung mit einem Pezziball und einem höhenverstellbaren Tisch

Grundsätzlich gilt: Eine abgestimmte Arbeitsplatzanpassung ist Voraussetzung für konzentriertes, effektives, gesundes, dynamisches und beschwerdefreies Arbeiten. Ungünstige Verhältnisse erfordern von dem Menschen zusätzliche Anstrengungen und Beanspruchungen. Langfristig sollte deshalb eine optimale Lösung angestrebt werden.

Zusammenfassung
Kriterien zur Anpassung der Tischhöhe an die Sitzhöhe

1. Sitzhöhe auf dem Pezziball an den Benutzer anpassen.
2. Aufrechte Sitzposition auf dem Ball einnehmen.
3. Füße mit gesamter Fußsohle bequem auf dem Boden aufstellen. Tischplattenhöhe regulieren.
4. Ellenbogenspitze befindet sich in Höhe der Tischplatte oder etwas darüber.
5. Unterarme auf den Tisch auflegen.
6. Schultern dürfen nicht angehoben werden.
7. Wahl der Sitzfläche so, daß Unterarme und Hände sich auf dem Tisch abstützen können.

VI Hintergrundinformationen zur Gymnastik mit dem Pezziball

In diesem Abschnitt werden Hinweise zum Aufbau und zur Durchführung der Gymnastik mit dem Pezziball gegeben. Diese Informationen erstrecken sich von der Phase der Gewöhnung an den Pezziball bis hin zum Üben und Trainieren. Dabei wird auf die Intensität, die Dauer, die Auswahl und die Zusammenstellung der Übungen Bezug genommen. Die Hinweise dazu sind als Richtlinien zur Orientierung anzusehen. Sie sollen dem Leser Anhaltspunkte liefern und ihn in die Lage versetzen, sich selbständig sein eigenes, auf seine Wünsche, Fähigkeiten und Fertigkeiten ausgerichtetes Trainingsprogramm zu gestalten.

Übersicht
Hinweise zum Ablauf und zur Durchführung der Gymnastik mit dem Pezziball

1. Übungen zur Gewöhnung an den Pezziball

2. Aufbau und Gestaltung eines Gymnastikprogrammes mit dem Pezziball je nach Zielsetzung:
   - komplettes Trainingsprogramm,
   - vornehmlich Dehn- und Kräftigungsübungen,
   - vornehmlich Koordinationsübungen,
   - aktive Pausengestaltung mit dem Pezziball.

3. Erweiterungen zur Gymnastik mit dem Pezziball
   - zusätzliche Geräte, zusätzliche Übungsvariationen.

4. Gestaltungmöglichkeiten eines Übungsprogrammes mit dem Pezziball je nach Zielgruppe
   - Einzel-, Partner- oder Gruppentraining.

5. Trainingsprinzipen: "regelmäßig und abwechslungsreich!"

1 Gewöhnungsübungen

Im Hinblick auf eine effektive Durchführung der Gymnastik mit dem Ball ist es notwendig, daß sich der Übende mit dem Bewegungsgerät vertraut macht. Er muß Sicherheit auf dem Ball finden und den Umgang mit dem Ball auf spielerische Weise kennenlernen. Auf lange Sicht ermöglicht sich der Übende dadurch ein freudvolles und erfolgreiches Üben. Zum Vertrautwerden dienen ihm die sogenannten Gewöhnungsübungen.

Hat der Benutzer diese Phase absolviert, kann er mit verschiedenen Übungen zur Dehnung, zur Kräftigung, zur Beweglichkeits- und Koordinationsverbesserung und mit den Übungsprogrammen beginnen. Er sollte erst mit bekannten und leichten Übungen das Training aufnehmen. Später können dann die verschiedenen Übungen durch vielfältige Variationen erweitert und ergänzt werden.

Selbst die Übungen zur Gewöhnung an den Ball sind immer wieder einsetzbar. Sie können dann beispielsweise in der Anfangsphase eines Übungsprogrammes zur Einstimmung dienen oder zwischendurch zur Auflockerung eingesetzt werden. Die meisten dieser Gewöhnungsübungen haben die Verbesserung der Koordination zur Folge.

2 Aufbau und Gestaltung eines Gymnastikprogrammes mit dem Pezziball

Der Aufbau, die Gestaltung und auch die Dauer eines Gymnastikprogramms mit dem Pezziball hängen im wesentlichen vom Trainingsziel der verschiedenen Adressatengruppen ab und richten sich nach den Wünschen und Absichten der Trainierenden.

Entsprechend den Situationen, in denen sich der Übende befindet, hat er unterschiedliche Möglichkeiten, den Pezziball in angemessener Weise zu nutzen: Zunächst besteht die Möglichkeit, daß nur einzelne Übungen durchgeführt werden. Damit kann beispielsweise eine Erholungspause überbrückt werden, eine Stunden- oder Arbeitspause aktiv genutzt oder eine abendliche Entspannungsphase mit Bewegung ausgefüllt werden.

Eine weitere Möglichkeit wäre die Durchführung eines kompletten Trainingsprogrammes. Hier wird im allgemeinen eine Einteilung in mehrere Phasen vorgenommen, wobei eine zeitliche Begrenzung auf eine Stunde angenommen werden kann.

Übersicht
Aufbau eines kompletten Trainingsprogrammes

1. Einstimmungsphase:
   Übungen zur Eingewöhnung
2. Dehn- und Kräftigungsphase, Beweglichkeitsübungen
3. Ergänzende Übungsphase:
   beispielsweise Koordinationsübungen, Spiele
4. Endphase:
   Entspannungsübungen

○ *Einstimmungsphase*

Begonnen wird mit der Einstimmungsphase. Hier soll der Körper aus der Ruhelage in einen aktiven Zustand versetzt und auf die künftige Belastung vorbereitet werden. Hierzu eignen sich in besonderer Weise die Übungen, die unter der Bezeichnung Gewöhnungsübungen zusammengefaßt sind. Über den Verlauf der Einstimmungsphase sollte eine kontinuierliche Intensitätssteigerung angestrebt werden. Die zeitliche Ausdehnung dieser Phase liegt im Bereich von 5 bis 10 Minuten.

○ *Dehn- und Kräftigungsphase*

Anschließend erfolgt die Dehn- und Kräftigungsphase. Ziel sollte hier sein, den Halte- und Bewegungsapparat zu mobilisieren und zu kräftigen. Zunächst ist es empfehlenswert, die Übungen zur Dehnung und Beweglichkeit, dann die Übungen zur Kräftigung durchzuführen. Die Prinzipien, die dabei Anwendung finden, werden im folgenden Unterpunkt thematisiert. Insgesamt sollte diese Phase mindestens 10 und höchstens 30 Minuten dauern.

○ *Ergänzende Übungsphase*

In der ergänzenden Übungsphase können verschiedene Übungsaspekte betont werden. Oft wird hier ein Schwerpunkt auf den Übungen zur Verbesserung der Koordination liegen, da diese viele Fähigkeiten, die im Alltag und im Sport benötigt werden, aufgreifen und schulen. Sollte in der Gruppe geübt werden, kann ein Spiel mit dem Pezziball nicht nur viel Freude bereiten, sondern vor allem eine zweite Belastungsphase im Trainingsprogramm mit einem intensivierten Aspekt der Ausdauerverbesserung darstellen. Zeitlich beläuft sich diese Phase auf etwa 10 Minuten.

○ *Endphase*

Jedes Trainingsprogramm sollte durch eine Endphase abgeschlossen werden. In dieser Phase sollen die Körperprozesse wieder auf das Ruheniveau zurückgeführt und Regenerationsprozesse initiiert werden. Der Verlauf dieses Abschnittes ist besonders durch eine abfallende Intensität in der Übungsausführung und eine absteigende Aktivität des Körpers gekennzeichnet. Dazu eignen sich im besonderen Entspannungs- und Massageübungen. Je nach der Belastungshöhe im Trainingsprogramm beläuft sich die Endphase auf 5 bis 10 Minuten.

Trainingsgegenstand könnte neben dem kompletten Gymnastikprogramm auch vornehmlich die Dehn- und Kräftigungsgymnastik sein, deren Dauer dann durch die Anzahl der Wiederholungen und die Vielfalt der ausgewählten Übungen bestimmt wird.
Die zusätzlich angebotenen Koordinationsübungen haben sowohl einen eigenständigen als auch einen ergänzenden Charakter. Sie können daher ebenfalls zu einem eigenen Übungsprogramm zusammengefaßt werden, aber auch immer wieder zwischendurch in einem Dehn- und Kräftigungsprogramm Anwendung finden.

Die Übungen zur Gymnastik bieten dem Trainierenden auch immer eine Erweiterung durch die Hinzunahme anderer Übungsgeräte an. Als Beispiele können hier der Gymnastikball, der Gymnastikstab, Handtücher oder das Theraband genannt werden.
Variationen der Ausgangsübung durch veränderte Bewegungen und Stellungen oder durch Verwendung weiterer Geräte bringen Abwechslung in ein Übungsprogramm. Dabei sollte aber darauf hingewiesen werden, daß Variationen oft auch mit einer erhöhten Intensität und erhöhten koordinativen Anforderungen verbunden sind. Diese veränderten Übungsbedingungen sind dann beim Übungsablauf in Form von Dauer und Eingliederung ins Übungsprogramm zu berücksichtigen.

2.1 Prinzipien zur Dehnung und Kräftigung

In einer Dehn- und Kräftigungsphase sollte zunächst mit den Dehnübungen begonnen werden. Durch eine intensive Dehnung zu Beginn (2-3 mal jede Körperseite etwa 20 Sekunden dehnen) wird erreicht, daß der Muskel seine momentan maximal mögliche Länge einnimmt. Bei der Kräftigungsphase kann sich der Muskel dann über seine gesamte Länge zusammenziehen. Nach der Kräftigung sollte wieder eine kurze Dehnung des Muskels angeschlossen werden (1-2 mal jede Körperseite etwa 10 Sekunden dehnen), um einer Muskelverkürzung durch sogenannte Kontraktionsrückstände vorzubeugen.

Übersicht
Prinzipien zum passiven Dehnen

❑ Beachte die Ausgangsstellung vor der Dehnung!
❑ Langsam in die Dehnung hineinbewegen, den Dehnreiz erspüren; beim Nachlassen des Dehnreizes die Dehnposition weiter verstärken!
❑ Vermeide Bewegungen wie Wippen, Schwingen und Federn!
❑ Immer beide Körperseiten in gleicher Weise dehnen!
❑ Nimm den Dehnreiz aktiv wahr; höre auf den Körper!
❑ Atme gleichmäßig und gelöst weiter! Vermeide Preßatmung!
❑ Nicht bei akuten Verletzungen dehnen!

Übersicht
Prinzipien zum Kräftigen

❑ Beachte die Funktion der Muskulatur!
❑ Kräftige die Rumpfmuskulatur statisch, die Muskulatur der Extremitäten dynamisch!
❑ Passe die Dauer, Wiederholungszahl und Intensität individuell an!
❑ Atme ruhig und gleichmäßig weiter; keine Preßatmung! Beim Krafteinsatz ausatmen!
❑ Nimm die Anspannung der Muskulatur bewußt wahr!
❑ Kräftige immer beide Körperseiten!
❑ Dehne den Muskel nach der Kräftigung!

2.2 Trainingsprinzipien

Neben den Möglichkeiten der Zusammenstellung von Gymnastikprogrammen müssen bestimmte Prinzipien zur Trainingsgestaltung berücksichtigt werden.
Eine wesentliche Voraussetzung für die Effektivität des Trainings ist die Übungshäufigkeit. Um Erfolge bei der Kräftigung und Dehnung zu erzielen, sollte mindestens zwei- bis dreimal in der Woche trainiert werden, damit dauerhaft Veränderungen im Organismus erreicht werden können. Wenn nur einmal wöchentlich trainiert wird, verbessern sich zwar die koordinativen Fähigkeiten durch den Übungseffekt, aber die langen Pausen bewirken, daß sich der Zustand der Muskulatur immer wieder auf das Ausgangsniveau zurückentwickelt. Es tritt kein Trainingseffekt auf. Also besser dreimal in der Woche 20 Minuten als einmal in der Woche 60 Minuten üben.

Neben der bloßen Gymnastik bietet der Pezziball die Möglichkeit, viele Übungen auf spielerische Weise durchzuführen. Damit kann auch das Testen und Kennenlernen von individuellen Grenzen der Übenden verbunden sein.

Wichtig ist jedoch folgendes Prinzip: Training sollte als Belastung und Herausforderung angelegt und empfunden werden. Eine Überlastung ist dabei zu vermeiden. Überlastungserscheinungen drücken sich durch Muskelschmerzen, Verspannungen oder sogar durch Rückenschmerzen aus. Die Folge wären lange Erholungspausen, in denen keine Trainingsphase möglich ist, um die körperliche Fitneß zu verbessern. Im weiteren wäre das Wohlbefinden des Übenden stark beeinträchtigt, und die Begeisterung, den Pezziball aktiv zu nutzen, wäre gegebenenfalls verloren gegangen.

Daher gilt folgende Regel: Beginnen Sie zunächst mit einem mäßigen Training. Führen Sie dies aber regelmäßig durch! Damit ist sowohl der Umfang der Übungsphase, das heißt die Dauer und die Anzahl der Übungen, als auch die Intensität, das heißt der Schwierigkeits- oder Anstrengungsgrad der Übungen, gemeint. Erst im weiteren sollten diese Teile des Trainings langsam und kontinuierlich gesteigert werden. Außerdem sollte eine gewisse Abwechslung im Übungsprogramm stattfinden. Diese kann derart sein, daß der Trainierende von Zeit zu Zeit bestimmte Übungen aus dem Programm nimmt und diese durch andere ersetzt. Eine andere Art könnte auch der turnusmäßige Wechsel verschiedener Übungsprogramme sein. Ein Trainingsprogramm sollte seine natürliche Begrenzung immer in der körperlichen Leistungsfähigkeit finden. Es hat keinen Sinn, wenn Ausgangsstellungen oder Übungsabläufe nicht mehr in zweckmäßiger Weise durchgeführt werden können, da der Körper bereits zu müde und erschöpft ist. Das Übungsprogramm sollte dann besser durch eine angemessene Form der Entspannung beendet werden.

Wichtig erscheint noch dieser Hinweis: Viele Besitzer eines Pezziballes benutzen diesen auch als Sitzgelegenheit, beispielsweise anstelle eines Bürostuhls am Schreibtisch oder als Stuhlersatz im Wohnzimmer. Wer sich sofort nach der Anschaffung eines Balles häufig und über einen längeren Zeitraum auf diesen setzt, erfährt durch ein aktives und aufrechteres Sitzen eine vermehrte Anstrengung der Rückenmuskulatur. Diese erhöht zu leistende Haltearbeit kann sich unter anderem auch durch leichte Schmerzen im Rücken bemerkbar machen. Ein in dieser Anfangsphase zum aktivem Sitzen ergänzend durchgeführtes Gymnastikprogramm kann diese Symptome noch verstärken. Daher wird empfohlen: Will man den Pezziball zum Sitzen gebrauchen, sollte man zunächst nur 15-30 Minuten durchgehend auf dem Ball sitzen und danach wieder zurück zum Stuhl wechseln. Dieser Wechsel der Sitzmöbel kann allerdings mehrmals am Tag erfolgen. Nach einer Gewöhnungsphase von einer bis zwei Wochen kann dann die Dauer des Sitzens auf dem Ball nach und nach gesteigert werden. Auf Dauer sollte sich somit ein angenehmeres und spürbar wohltuenderes Sitzen entwickeln, als es auf dem Stuhl möglich ist.

**Zusammenfassung
Trainingsprinzipien**

1. Übungshäufigkeit: "Besser häufiger kürzer als nur einmal lange trainieren!"
2. Trainiere regelmäßig und kontinuierlich!
3. Vermeide Überlastungen, trainiere mäßig!
4. Steigere langsam und angemessen Umfang und Intensität der Übungen!
5. Gestalte das Training abwechslungsreich!
6. Bedenke die körperliche Beanspruchung vor Trainingsbeginn!
7. Trainiere altersgemäß!

3 Erweiterungen zur Gymnastik mit dem Pezziball

Zur Gestaltung einer abwechslungsreichen Gymnastik mit dem Pezziball können die einzelnen Übungen, die im praktischen Teil angeboten werden, auch verändert oder erweitert werden. Den eigenen Ideen und Möglichkeiten sollen hier keine Einschränkungen gegeben werden.

Wie sich im Praxisteil zeigt, gibt es Übungen, die primär dynamischen oder primär statischen Charakter haben. Zusätzliche Übungsgeräte neben dem Pezziball lassen sich in beiden Bereichen einbauen. Die Verwendung der Geräte kann auch wieder vorwiegend dynamisch oder eher statisch geprägt sein. Dabei kann es beispielsweise um das Werfen und Fangen eines Balles gehen, ergänzend zur Gleichgewichtsschulung im Sitzen auf dem Ball, oder um das Zusammenpressen des Balles mit den Händen oder Knien, unterstützend zu Kräftigungsübungen mit statischer Anspannung.

Prinzipiell ist es möglich, viele der bekannten gymnastischen Übungen auch mit oder auf dem Pezziball durchzuführen.

Gleiches gilt für zahlreiche kleine Spiele, die mit einem Ball gespielt werden. Mit ein wenig Phantasie lassen sich die Regeln und die äußere Umgebung notfalls derart verändern, daß ein Spiel mit dem großen Ball gelingt. Darüber hinaus bringt der Ball dann neben bloßer Abwechslung weitere Variationen ins Spiel, die sich auf Flugbahn, Rollgeschwindigkeit, Prellhöhe und ähnliche Konstituenten beziehen. Die Spieler werden aufgefordert, sich mit diesen neuen Bedingungen in einer bekannten oder unbekannten Situation auseinanderzusetzen. Dabei gewinnen sie umfangreiche Eindrücke und Erfahrungen, die sie nicht nur im Sport weiterverwerten können.

4 Einzel-, Partner- oder Gruppentraining

Viele Benutzer des Pezziballes lernen diesen auf eine bestimmte Art in einem bestimmten Rahmen kennen. Oft können sie sich dann überhaupt nicht vorstellen, daß es auch noch andere Organisationsformen und Varianten gibt, den Ball sinnvoll zu nutzen.

So kann die Gymnastik mit dem Pezziball beispielsweise einzeln, mit einem Partner oder auch in der Gruppe betrieben werden. Durch die damit verbundenen verschiedenen Gestaltungsmöglichkeiten wird das Training abwechslungsreicher. Der Pezziball als Übungsgerät genügt dabei nicht nur einer Person, sondern er kann gleichzeitig auch den Partner, die Familie oder die Mannschaft in den Übungsprozeß integrieren.

Partnerübungen werden gegenüber Einzelübungen in zwei Kategorien eingeteilt: Einerseits ist es bei Partnerübungen möglich, daß beide gleichzeitig an der Übung teilhaben, das heißt sich trainieren, und dabei Kräfte und Bewegungen miteinander oder gegeneinander einsetzen. Andererseits kann der Partner lediglich unterstützende Aufgaben übernehmen, um den Übenden an eine Übung heranzuführen oder sie ihm sogar erst zu ermöglichen. Diese zweite Anwendungsart findet besonders bei Übungsformen statt, bei denen eine hohe Gleichgewichtsfähigkeit erfordert wird.

Beim Gruppentraining können sowohl Einzel- als auch Partnerübungen verwendet werden. Die Möglichkeit zur Programmerweiterung besteht hier in Form der Abänderung einer Belastungsphase. Diese kann dann mit Hilfe eines Spiels durchgeführt werden. Durch ein Spiel kommt es zur optimalen Belastung des Herz-Kreislaufsystems. Die damit zusätzlich gekoppelten sozialen und emotionalen Aspekte des Spiels verbinden Training mit Spaß. Spiele können eine gesamte Belastungsphase gestalten oder nur einen Teil.

Die abschließende Entspannungsphase eines Übungsprogrammes kann mit Hilfe eines Partners oder innerhalb einer Gruppe nicht nur variantenreicher durchgeführt werden, sondern wirkt oft auch effektiver und erholsamer als bei einer individuellen Ausführung.

Nicht zu vernachlässigen ist der Übungsanreiz, der beim Partner- oder Gruppentraining entsteht. So wird dabei häufig die Motivation zum Üben gesteigert und die Bereitschaft zur Durchführung anstrengender und schwieriger Übungen erhöht. Außerdem kann eine gemeinsame Terminabsprache mit anderen zu einem regelmäßigeren Training verhelfen.

Praktischer Teil

VII Gymnastik mit dem Pezziball

1 Einleitende Vorbemerkungen

Beim Einstieg in ein Training mit dem Pezziball sind zunächst die Hinweise zu beachten, die im Abschnitt IV.3 und im Kapitel VI gegeben worden sind. Darüber hinaus werden diese Informationen hier noch durch wenige methodische und formale Angaben ergänzt.

○ *Vermeidung von Schäden am Bewegungsapparat*
Sie sollten die Übungsangaben zur Intensität, Dauer und Wiederholungszahl individuell genau prüfen und jeweils bezogen auf Ihren Körper interpretieren. Probieren Sie zunächst das Übungsangebot aus. Gegebenenfalls ändern Sie dann einige Parameter entsprechend Ihrem Leistungs- und Könnensstand ab. Den individuellen Änderungen der Übungen kommt besonders in der Einstiegsphase eines Übungsprozesses mit dem Pezziball hohe Bedeutung zu.

○ *Schwerpunkt: Körperwahrnehmung*
Kopieren Sie die Übungen nicht nur, sondern spüren Sie aktiv nach, zu welchen Veränderungen es während der Übung innerhalb der Muskulatur kommt. Dies gilt sowohl für den Bereich der Dehnübungen als auch für Beweglichkeits-, Kräftigungs- und Entspannungsübungen.
Beachten Sie bei den Übungen den Vorgang der Atmung in dem Sinne, daß Sie versuchen, rhythmisch und gleichmäßig weiterzuatmen und nicht zwischendurch beispielsweise in eine Preßatmung zu verfallen.

○ *Gliederung des Übungsangebotes*
Das gesamte Übungsangebot der Dehn-, Beweglichkeits- und Kräftigungsübungen ist in fünf Teilbereiche untergliedert. Jeder dieser Teilbereiche ist für sich als ein Funktionskreis des Zusammenspiels der verschiedenen dazugehörigen Muskeln und Muskelgruppen zu sehen. Gleichzeitig existiert ein Funktionskreis nicht isoliert, sondern tritt immer in Wechselwirkungen mit der ihn umgebenden Muskulatur. Daher sind bei der Wirkungsweise der Übungen oft Überschneidungen zwischen den Teilbereichen zu finden; nicht selten kommt es zur Beanspruchung ganzer Muskelketten. Die jedem Teilbereich vorgeschaltete kurze Erläuterung der dazugehörenden Muskulatur bezieht sich nur auf ausgewählte Muskeln.

○ *Gliederung und Beschreibung einer Übung*
Jede Übung ist mit einer Nummer und einem Namen versehen. Die Übungsbeschreibung gibt verbal wieder, wie der Übungsablauf in vorgegebener Weise ausgeführt wird. Dabei ist die Reihenfolge zu beachten. Zunächst wird immer auf

die Ausgangsstellung oder Grundspannung eingegangen, bevor das Wort „nun" den Übungsbeginn signalisiert. Bei Partnerübungen beziehen sich die Angaben zu den Kennzeichnungen P_1 (Partner 1) und P_2 (Partner 2) jeweils auf die Ausführungen der beiden Übenden, die hier numeriert sind. Unter dem Punkt Hinweis werden besondere Informationen zur Übung gegeben, die jedoch unbedingt beachtet werden sollten. Die Variationen zur Grundübung bieten Anregungen, den Übungsablauf in entsprechender Weise zu verändern, um einer möglicherweise aufkommenden Monotonie entgegenzuwirken oder um neue Übungsreize zu setzen. Die Wirkungsweise der Übung im Hinblick auf die Muskulatur, die Haltung, spezielle Fähigkeiten oder den Alltag wird im nächsten Unterpunkt beschrieben. Die Auflistung der verschiedenen Aspekte ist derartig zu deuten, daß die Hauptwirkung zuerst genannt wird und weitere untergeordnete Wirkungen nachfolgend aufgeführt sind. Abgeschlossen wird jedes Übungsangebot mit Empfehlungen zur Dauer und Wiederholungszahl der Übung. Die Angabe zur Dauer bezieht sich dabei entweder auf einen kurzen Zeitabschnitt innerhalb der Übung, währenddessen die jeweilige Spannungsposition gehalten werden soll, oder auf die Gesamtübungszeit. Die Angabe zur Wiederholungsanzahl bezieht sich mit der ersten Zahl auf die Anzahl der Trainingssätze, mit der zweiten auf die Anzahl der Wiederholungen innerhalb der Trainingssätze.

2 Gewöhnungsübungen

Übung 1: Schwingendes Becken

Beschreibung: Sitzen auf dem Ball, die Beine sind leicht gegrätscht, das Knie- und das Hüftgelenk bilden einen Winkel von 90° oder etwas größer. Die Füße haben mit der gesamten Sohle Kontakt zum Boden und suchen festen Halt. Das Becken richtet sich aktiv auf, der Brustkorb hebt sich und die Halswirbelsäule ist gestreckt, wobei der Blick geradeaus (waagerecht zum Boden) gerichtet ist. Arme seitlich hängen lassen. Mit dem Becken seitlich hin- und herrollen sowie vor und zurück.

Hinweis: Keine Oberkörperbewegung! Das Rollen nur durch die Beckenbewegung erzielen. Bewegungsausmaß nur langsam und behutsam steigern.

Variation: Arme unterstützend am Ball oder seitlich neben dem Körper halten.

Wirkungsweise: Mobilisation der Hüftgelenke und der Lendenwirbelsäule.

Fehler: Pendelnde Rollbewegung aus der Hüfte gelingt nicht.
Korrektur: Mit den Händen am Beckenkammknochen die Bewegung führen.

Dauer: 2-3 Minuten

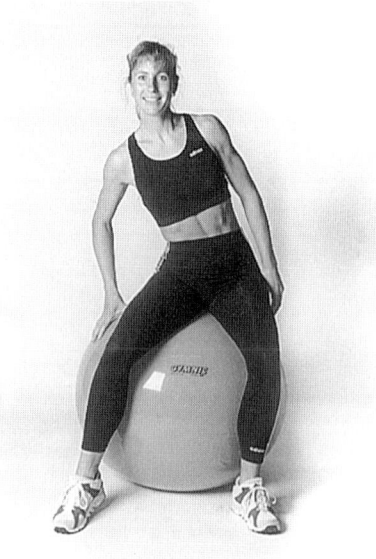

Übung 2: Bandscheibenmassage

Beschreibung: Zur Ausgangsstellung und Beschreibung siehe Übung 1. Zusätzlich sollen die einzelnen Rollbewegungen zu einer kreisenden Beckenbewegung auf dem Ball verbunden werden. Richtungswechsel beim Kreisen.

Hinweis: Übung zwischendurch oder in der Pause immer wieder einsetzen.

Variation: Zusätzliche Wippbewegungen rhythmisch einbauen.

Wirkungsweise: Mobilisation der Hüftgelenke und der Lendenwirbelsäule, Förderung der Versorgung der Bandscheiben, entlastende Wirkung für die Bandscheiben, entspannende Wirkung für den gesamten Rücken.

Fehler: Keine gleichmäßige, runde Kreisbewegung.
Korrektur: Zunächst sehr kleinräumige Kreisbewegungen aus dem Rumpf heraus ausführen, später allmählich steigern.

Dauer: 2-3 Minuten

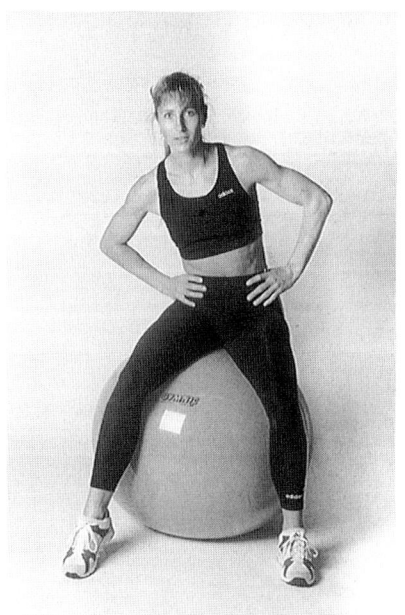 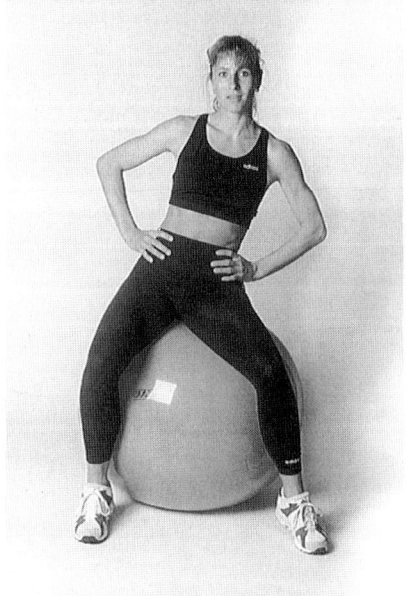

Übung 3: Wippen

Beschreibung: Sitzen auf dem Ball und den Körper aufrichten, indem sich das Becken aufrichtet, der Brustkorb hebt und die Halswirbelsäule streckt. Die Bauchmuskulatur, das Gesäß und die obere Rückenmuskulatur leicht anspannen. Schultergürtel bleibt locker. Füße halten mit ganzer Sohle festen Kontakt zum Boden, Arme und Hände am Ball oder seitlich neben dem Körper. Mit stabilisiertem Oberkörper kann nun mit leichtem Wippen auf dem Ball begonnen werden. Allmählich steigern. Dabei den Rhythmus der Auf- und Abbewegung des Balles annehmen.

Hinweis: Fixation und Stabilisation des gesamten Rumpfes muß hier gelingen!

Variation: Während des Wippens um die eigene Achse drehen.

Wirkungsweise: Stabilisation des Rumpfes, Koordinationsverbesserung.

Fehler: Spannung im Oberkörper wird aufgegeben; dadurch keine Wippbewegung möglich.
Korrektur: Bewegung unterbrechen, erneute Oberkörperspannung aufbauen, zusätzlich Arme nach hinten führen und Handgelenke nach oben abklappen.
Fehler: Beschwerden in der Lendenwirbelsäule.
Korrektur: Bauch- und Gesäßmuskulatur stärker anspannen.

Dauer: 1-2 Minuten

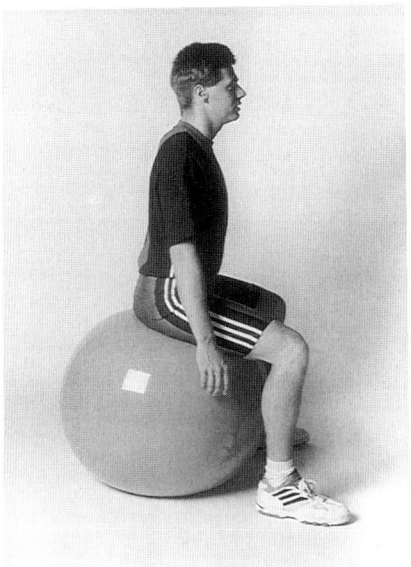

Übung 4: Sprungfeder

Beschreibung: Sitzen auf dem Ball und wippen, siehe Übung 3. Schaffung eines eigenen Rhythmus, Wippen verstärken und dann nach vier weiteren Auf- und Abbewegungen mit stabilisiertem Oberkörper und leichter Oberkörpervorlage zum Stehen kommen. Füße bleiben am Boden.

Hinweis: Die aufrechte und stabilisierte Haltung des Rückens beim Sitzen bleibt während der Bewegung des Aufstehens bis hin zum Stand unverändert erhalten.

Variation: Nur wenn der Oberkörper stabilisiert gehalten werden kann! Wippbewegung auf dem Ball verstärken, Fußkontakt zum Boden kann aufgegeben werden und ins leichte Springen auf der Stelle kommen.

Wirkungsweise: Stabilisationsschulung des Rumpfes, Verbesserung der Koordination.

Fehler: Kein Bewegungsrhythmus.
Korrektur: Langsame und kleine Wippbewegungen ausführen, auf die Bewegung des Balles achten und sich dieser anpassen.
Fehler: Oberkörperspannung wird während des Aufstehens aufgegeben.
Korrektur: Zunächst Aufstehen vom Stuhl oder mit ruhendem Ball üben, später Wippen hinzunehmen.

Anzahl der Wiederholungen: 5-10mal aufstehen

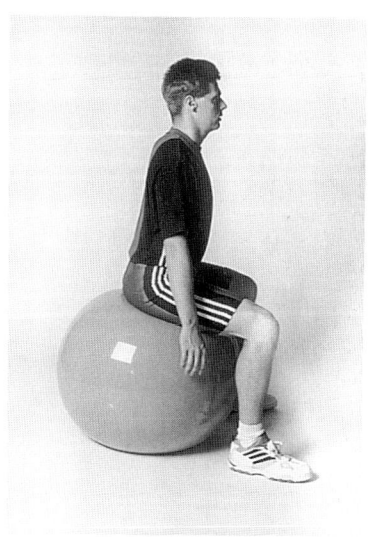
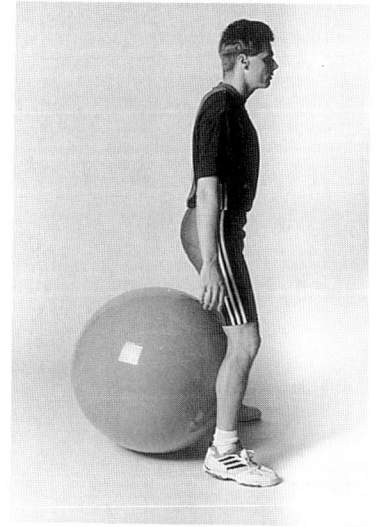

Übung 5: Zuhören

Beschreibung: Sitzen auf dem Ball. Ein Bein überschlagen. Gleichgewicht finden. Arme und Hände am Ball oder seitlich neben dem Körper zum Ausbalancieren. Oberkörper aufrichten. Beinwechsel.

Variation: Beinwechsel flüssig hintereinander ausführen, zusätzlich wippen.

Wirkungsweise: Verbesserung des Gleichgewichtes und der Koordination.

Fehler: Zu ruckartige und schnelle Bewegungen.
Korrektur: Zunächst abwartend das Gleichgewicht finden, dann kontrolliert bewegen.

Anzahl der Wiederholungen: 10 Beinwechsel

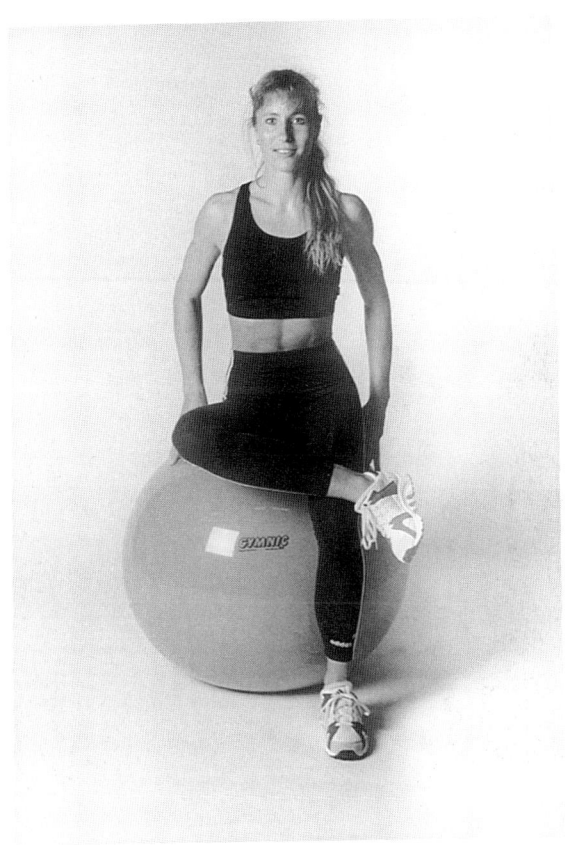

Übung 6: Hoch das Bein

Beschreibung: Sitzen auf dem Ball und ein Bein vom Boden abheben. Gleichgewicht finden. Beinwechsel. Beinwechsel mit der Zeit verkürzen, in einen Rhythmus kommen. Oberkörper aufrichten.

Variation: Bein gestreckt abheben, abgehobenes Bein wechselweise anziehen und strecken, schwingen und kreisen lassen; zusätzlich wippen.

Wirkungsweise: Verbesserung des Gleichgewichtes, Kräftigung des Kniestreckers und des Hüftbeugers, Stabilisation des Rumpfes, Dehnung des Kniebeugers.

Fehler: Becken ist nach hinten gekippt, Rundrückenhaltung im Lendenwirbelbereich.
Korrektur: Vorstellung: Das Brustbein zieht nach vorn oben.

Anzahl der Wiederholungen: 15-20 Beinwechsel mit Variation

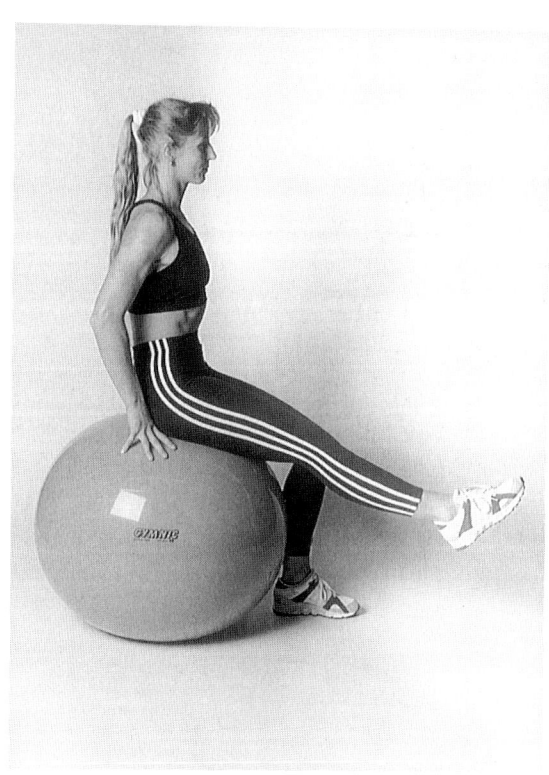

Übung 7: Kasatschok

Beschreibung: Sitzen auf dem Ball, rhythmisch wippen, Füße bleiben am Boden und Beine dazu im Wechsel beugen und strecken. Arme vor dem Körper verschränken. Tempo allmählich steigern.

Variation: Gestrecktes Bein vom Boden abgehoben halten; Musikeinsatz.

Wirkungsweise: Verbesserung des Gleichgewichtes und der Koordination.

Fehler: Unrhythmische Bewegung.
Korrektur: Zunächst auf einem Stuhl üben, dann mit nur mäßigem Wippen beginnen.

Dauer: 1-2 Minuten

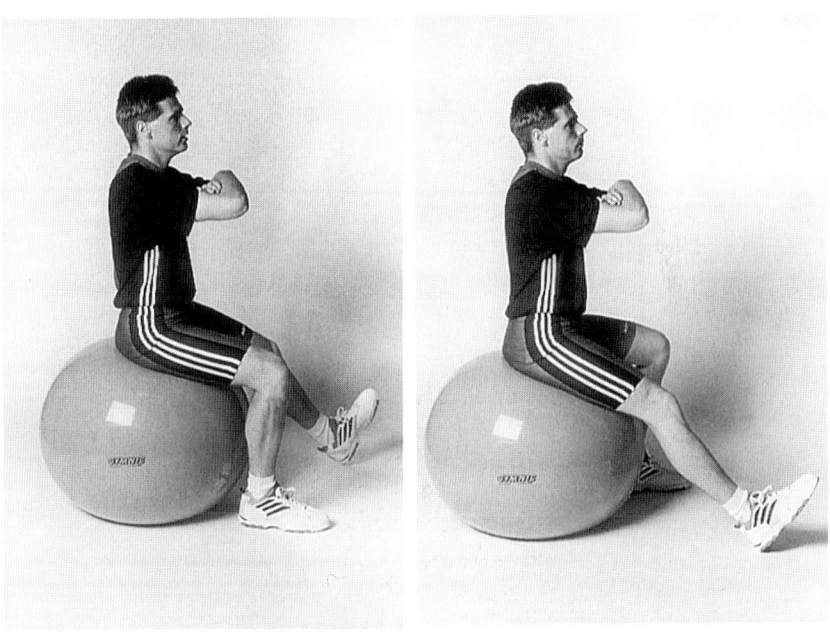

Übung 8: Gymnastischer Transfer

Beschreibung: Sitzen auf dem Ball, rhythmisch wippen. Verschiedene gymnastische Übungsformen ausprobieren. Zum Beispiel:
a. Bei jeder Hochbewegung in die Hände klatschen (oder bei jeder zweiten),
b. abwechselnd unter einem Bein in die Hände klatschen,
c. Überkreuzkoordination (rechter Ellenbogen zum linken Knie und umgekehrt),
d. leichtes seitliches Drehen des Oberkörpers und Schwingen der Arme.
Rhythmusveränderung beim Wippen.
Finden Sie weitere Übungsmöglichkeiten!

Wirkungsweise: Stabilisationsschulung des Rumpfes, Gleichgewichts- und Koordinationsschulung.

Fehler: Der Oberkörper fällt in sich zusammen, die Lendenwirbelsäule wird rund.
Korrektur: Vorstellung: Das Brustbein wird an einem Faden nach vorn oben gezogen.
Fehler: Die Bewegungen sind unrhythmisch und nicht flüssig.
Korrektur: Zunächst alle Bewegungen mit Doppel- oder Dreifachfedern probieren.

Dauer: 4-5 Minuten

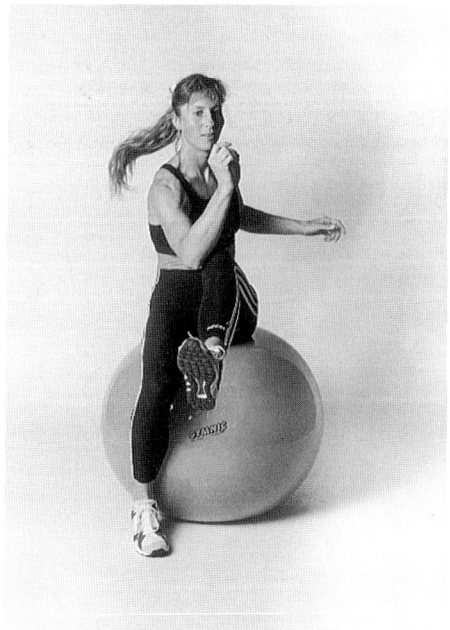

Übung 9: Rollkombination mit Wechselschritten

Beschreibung: Sitzen auf dem Ball, rhythmisches Wippen, die Arme seitlich neben dem Körper, ein Bein gebeugt, das andere seitlich gestreckt. Das gestreckte Bein vor dem anderen über Kreuz absetzen, danach das ballnähere Bein zur anderen Seite strecken. Richtungswechsel der Bewegung.

Variation: Die Ausgangsstellung ist eine seitliche Sitzhaltung auf dem Ball. Mit dem Übersetzen des Beines den gesamten Körper auf die andere Seite rollen.

Wirkungsweise: Verbesserung der Koordination und des Gleichgewichtes.

Fehler: Die Bewegung gelingt nicht.
Korrektur: Vorstellen der Teilbewegungen und sie langsam zur Gesamtbewegung verbinden; die Bewegung vollzieht sich von selbst.

Anzahl der Wiederholungen: 10 vollständige Rollbewegungen

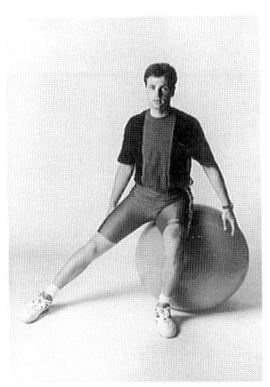 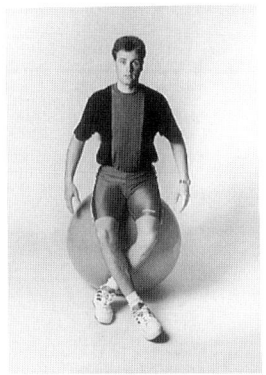 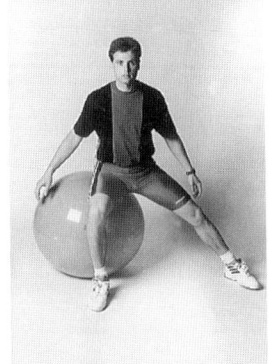

Übung 10: Balancieren im Sitz

Beschreibung: Sitzen auf dem Ball. Die Füße vom Boden lösen und das Gleichgewicht halten. Jeder Bodenkontakt ist zu vermeiden. Mit den Händen am Ball festhalten oder die Arme zum Ausbalancieren seitlich nehmen. Beine allmählich völlig vom Ball lösen.

Hinweis: Bei unsicheren Übenden anfangs eine Person zur Hilfestellung hinzuziehen, die hinter dem Übenden steht und ihn gegebenenfalls stützen kann.

Wirkungsweise: Verbesserung der Gleichgewichtsfähigkeit, Stabilisierung des Rumpfes.

Fehler: Das Gleichgewicht kann nicht dauerhaft gefunden werden.
Korrektur: Rasche und hektische Bewegungen vermeiden.

Dauer: Aufforderung: „Wie lange gelingt es mir, in Balance zu bleiben?"

Anzahl der Wiederholungen: Mehrmalige Versuche

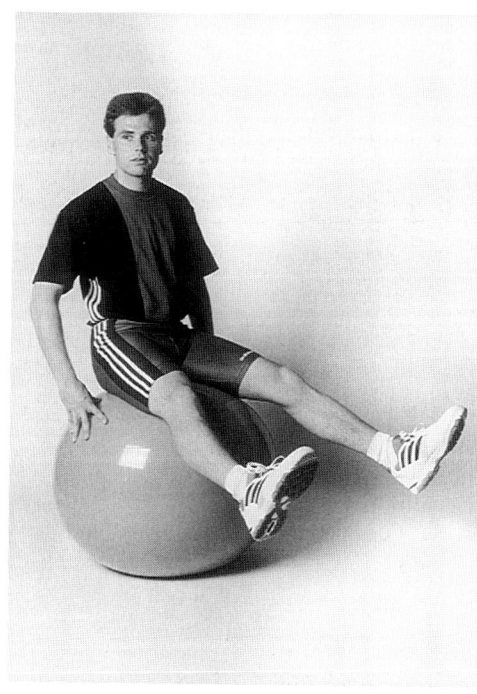

3 Übungen zur Dehnung, Kräftigung und Beweglichkeit mit dem Pezziball

3.1 Der Bein-Bereich

Funktion der Muskeln und Muskelgruppen:
Kniestrecker (m. quadriceps femoris): Der vierköpfige Kniestrecker bildet die vordere Oberschenkelmuskulatur und streckt das Knie. Der gerade Anteil (*m. rectus femoris*) ist zusätzlich an der Vorneigung des Beckens beteiligt.
Kniebeuger (Ischiocruralmuskulatur): Die Muskeln der hinteren Oberschenkelmuskulatur bewirken als zweigelenkige Muskeln sowohl die Beugung im Knie als auch die Streckung der Hüfte.
Schenkelanzieher (Adduktoren): Die Muskeln der Adduktorengruppe bilden die Oberschenkelinnenseite und ziehen den Oberschenkel an bzw. beugen ihn.
Fußanheber: Die vordere Muskelgruppe des Unterschenkels mit vorderem Schienbeinmuskel (*m. tibialis anterior*) und den Zehenstreckern hebt den Fuß an und kann ihn einwärts drehen.
Fußsenker (m. triceps surae): Die hinteren Muskeln werden durch die dreiköpfige Wadenmuskulatur gebildet. Sie streckt den Fuß und hebt die Ferse vom Boden ab.

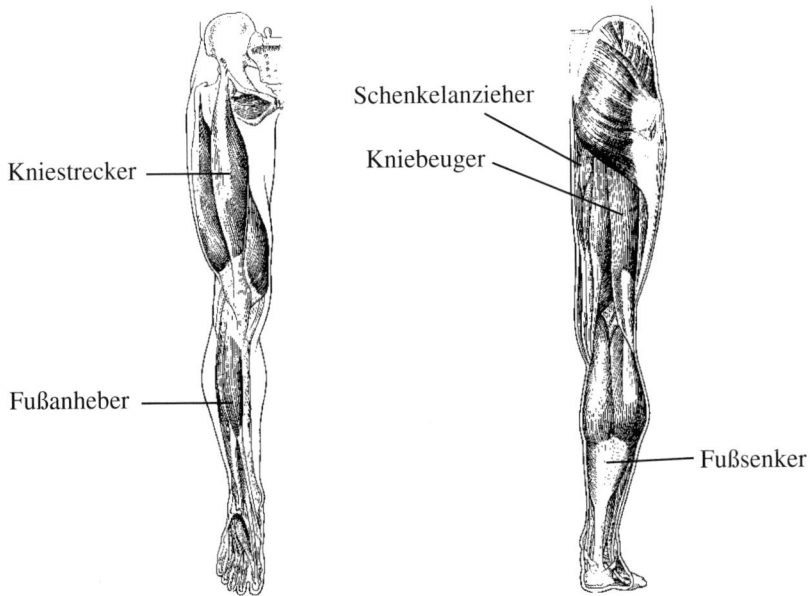

Abbildung 14: Rechtes Bein; links: Muskeln von vorne, rechts: Muskeln von hinten (modifiziert nach Herzog 1981)

3.1.1 Übungen zur Dehnung

Übung 11: Dehnung der Kniebeuger im Sitzen

Beschreibung: Sitzen im vorderen Bereich auf dem Ball, Oberkörperspannung aufnehmen, die Wirbelsäule strecken. Ein Bein ist gebeugt am Ball. Das andere wird gestreckt mit der Ferse am Boden aufgesetzt. Den Oberkörper zur Verstärkung der Dehnung langsam durch ein Abknicken im Hüftgelenk (der Unterleib geht zuerst nach vorne) nach vorn führen, das Gesäß nach hinten herausschieben. Die Arme werden gestreckt nach hinten geführt und die Handrücken nach oben abgeklappt.

Variation: Bei angezogener Fußspitze wird zusätzlich die Wadenmuskulatur gedehnt.

Wirkungsweise: Dehnung der Kniebeuger, Dehnung der Wadenmuskulatur.

Fehler: Der Rücken ist rund anstatt gerade.
Korrektur: Vorstellung: Brustbein vorbringen, dabei die Wirbelsäule strecken.
Fehler: Kein Dehnungsgefühl.
Korrektur: Oberkörper weiter vor führen, Gesäß weiter nach hinten schieben.

Dauer: 15-20 Sekunden

Anzahl der Wiederholungen: 2 pro Seite

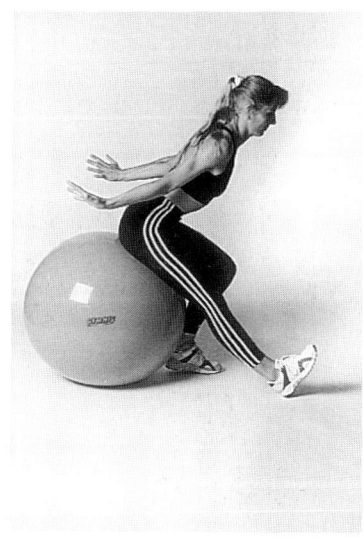

Übung 12: Einseitige Grätsche

Beschreibung: Rückenlage auf dem Boden, die Beine liegen im Knie- und Hüftwinkel von 90° gebeugt auf dem Ball. Ein Bein gestreckt nach oben führen und dann seitlich am Boden ablegen zur Dehnung der Oberschenkelinnenseite. Schultern, Rücken und Gesäß haben ständig vollen Kontakt zum Boden, der Blick geht senkrecht nach oben. Die Arme liegen seitlich neben dem Körper. Durch eine langsame Rollbewegung des gebeugten Beines auf dem Ball zur Gegenseite kann die Dehnung verstärkt werden.

Wirkungsweise: Dehnung der beinanziehenden Muskulatur (Adduktoren).

Fehler: Schultern und Rücken kippen zur Seite.
Korrektur: Die abfallende Bewegung des gestreckten Beines nur langsam ausführen, den Dehnungsreiz nachspüren und gegebenenfalls mit dem gebeugten Bein zur Dehnungsseite hinrollen.

Dauer: 15-20 Sekunden

Anzahl der Wiederholungen: 2 pro Seite

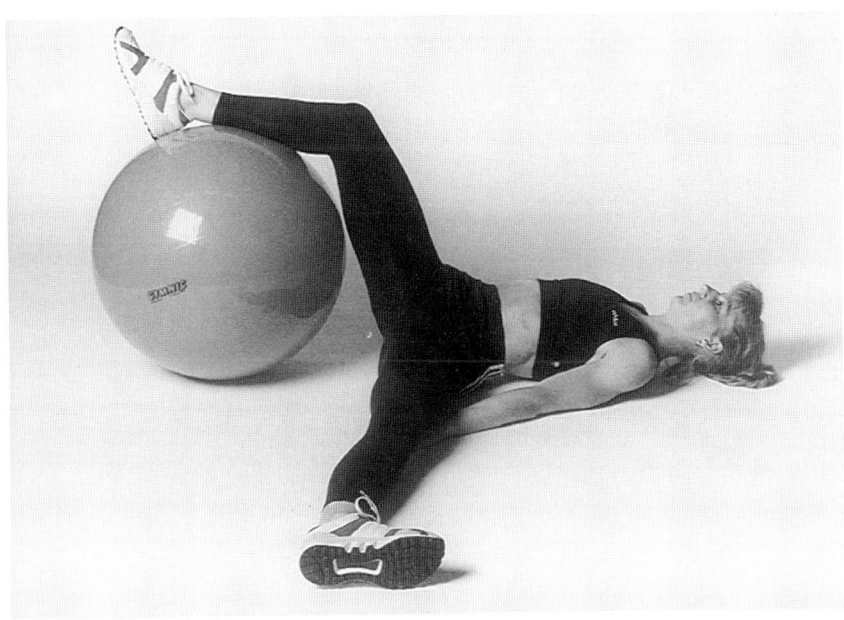

Übung 13: Rumpfbeuge

Beschreibung: Sitzen auf dem Ball, Beine sind schulterbreit gegrätscht. Die Wirbelsäule strecken, indem das Brustbein nach vorne oben strebt und das Becken sich aufrichtet. Die Halswirbelsäule strecken. Das linke Bein seitlich neben den Körper strecken. Den rechten Arm nach oben führen und den Oberkörper zur linken Seite beugen. Bauch- und Gesäßmuskulatur anspannen. Dehnung der inneren Oberschenkelseite und der seitlichen Rumpfmuskulatur. Seitenwechsel.

Hinweis: Nur für Übende, die mit gegrätschten Beinen aufrecht sitzen können.

Wirkungsweise: Dehnung der beinanspreizenden Muskulatur (Adduktoren) und der seitlichen Rumpfmuskulatur.

Fehler: Beugung erfolgt nicht über die Seite, sondern nach vorn oder nach hinten.
Korrektur: Bauch und Gesäß anspannen.

Dauer: 15-20 Sekunden

Anzahl der Wiederholungen: 2 pro Seite

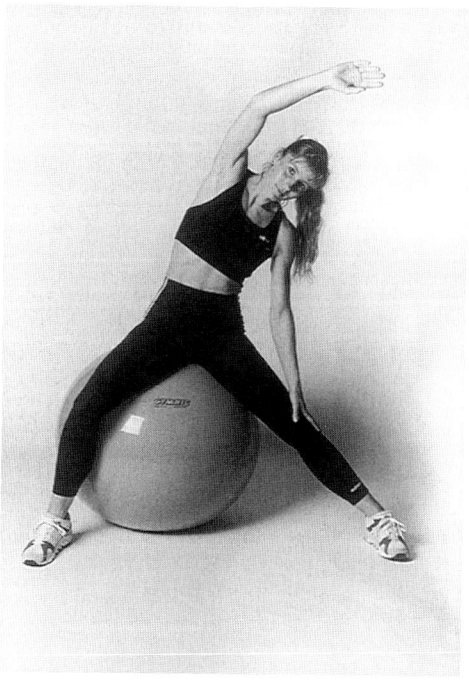

3.1.2 Übungen zur Kräftigung

Übung 14: Beckenlift

Beschreibung: Rückenlage auf dem Boden, Beine liegen im Knie- und Hüftwinkel von 90° gebeugt auf dem Ball, Fußspitzen sind angezogen. Die Arme liegen locker seitlich neben dem Körper. Durch Drücken der Unterschenkel in den Ball das Becken langsam vom Boden abheben (ca. 10 cm), die Kniebeuger werden maximal angespannt. Halten. Anschließend wirbelweise abrollen und allmählich den Lendenwirbelbereich und das Becken wieder auf den Boden ablegen. Atmung!

Variation: Die Arme zeigen beide senkrecht nach oben. Mit den Beinen zusätzlich leichte Rollbewegungen nach links und rechts ausführen.

Wirkungsweise: Kräftigung der Kniebeuger und der Wadenmuskulatur, Stabilisation des Lendenwirbelsäulen-Becken-Hüft-Bereiches, Verbesserung des Gleichgewichtes.

Fehler: Die Arme unterstützen die Aufwärtsbewegung des Beckens.
Korrektur: Arme vom Boden abheben.
Fehler: Der Ball rollt weg.
Korrektur: Der Ball soll Kontakt zum rückwärtigen Oberschenkel halten.

Dauer: 20-30 Sekunden

Anzahl der Wiederholungen: 3mal 3

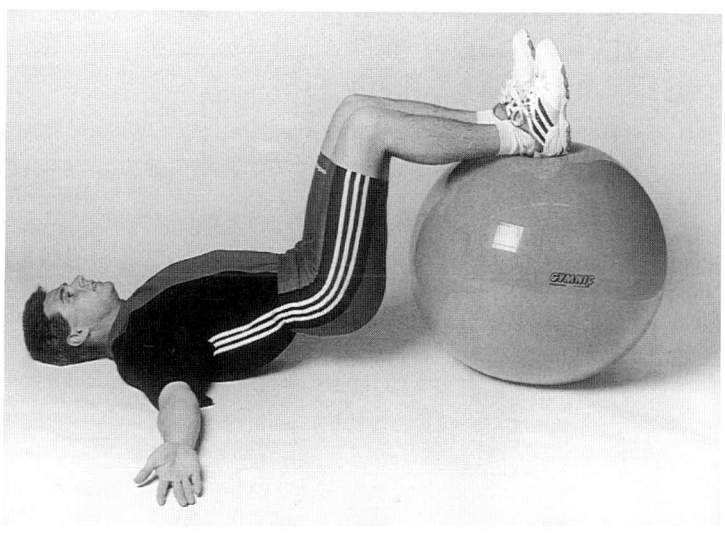

Übung 15: Kantensitz

Beschreibung: Sitzen auf dem Ball, rhythmisch wippen. Währenddessen mit dem Becken nach vorn rollen und knapp an der Kante zum Sitz kommen. Weiterhin wippen. Nun wechselweise eine oder gleichzeitig beide Fersen möglichst weit vom Boden abheben und auf die Ballen kommen. Dabei wird die Wadenmuskulatur maximal angespannt. Gleichzeitig muß auch der Oberschenkel erhöhte Arbeit leisten. Atmung!

Variation: Sitz auf der Kante, wippen und auf der Stelle gehen.

Wirkungsweise: Kräftigung der Waden- und der Oberschenkelmuskulatur, Stabilisierung des Rumpfes.

Fehler: Der Oberkörper fällt in sich zusammen.
Korrektur: Vorstellung: Das Brustbein strebt nach vorn oben, mehr Spannung zwischen den Schulterblättern aufbauen.

Anzahl der Wiederholungen: 3mal 30 Auf- und Abbewegungen der Ferse

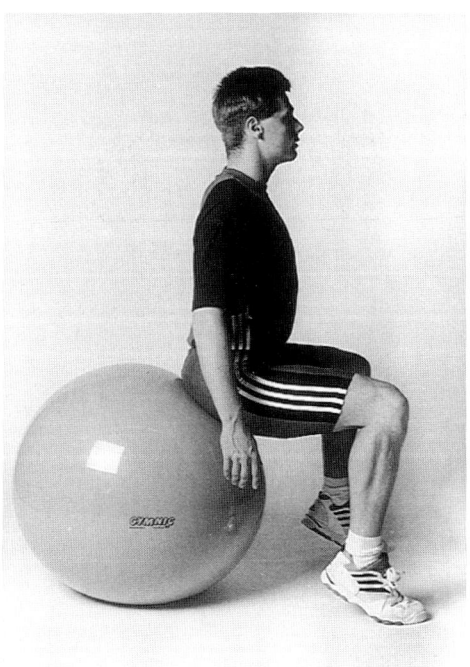

Übung 16: Feuerball

Beschreibung: Aufrechter Sitz auf dem Ball, die Wirbelsäule strecken, Oberschenkel zeigen leicht nach außen, der ganze Fuß steht auf dem Boden. Oberkörper leicht durch Beugung im Hüftgelenk nach vorne absenken und mit geradem Rücken das Gesäß vom Ball abheben (ca. 15 cm). Diese Position halten. Die Arme seitlich nach hinten führen und den Handrücken nach oben abklappen. Atmung!

Hinweis: Beim Setzen darauf achten, daß der Ball nicht weggerollt ist.

Variation: Zusätzlich die Fersen vom Boden lösen.

Wirkungsweise: Kräftigung der Kniestrecker, Stabilisation des Rumpfes, Schulung von Alltagsverhalten, Kräftigung der Wadenmuskulatur.

Fehler: Der Rücken ist gerundet.
Korrektur: Die Beckenkippung nach vorn verstärken, Brustbein vorbringen.
Fehler: Der Kopf hängt nach unten (Kinn fällt zur Brust).
Korrektur: Hals lang aus der Wirbelsäule herausziehen.

Dauer: 30-60 Sekunden

Anzahl der Wiederholungen: 3

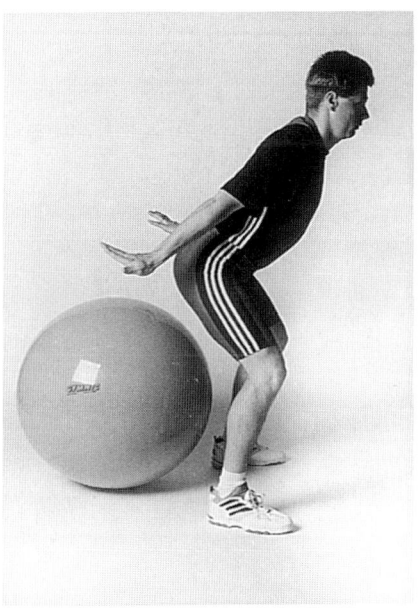

3.1.3 Partnerübungen

Übung 17: Flamingo

Beschreibung: Die Partner stehen sich frontal gegenüber, der Ball liegt zwischen ihnen. Beide stellen nebeneinander das rechte Bein mit dem ganzen Fuß auf den Ball. Das linke Bein ist leicht gebeugt; der linke Fuß ist nach außen gedreht und sucht mit der gesamten Sohle festen Stand. Der Oberkörper ist aufgerichtet und angespannt, der Blick geht geradeaus. Die Arme nach hinten führen und Handrükken nach oben abklappen.
a. Die Partner drücken gleichzeitig in den Ball, diesen Druck halten, wieder entlasten. Fortlaufender Wechsel.
b. Die Partner ziehen gleichzeitig mit der Ferse den Ball zu sich, halten den Zug und schieben dann gleichzeitig den Ball von sich fort, halten. Wechsel.

Variation: Nur die Ferse oder der Ballen setzt auf dem Ball auf.

Wirkungsweise: Kräftigung der Kniebeuger und Kniestrecker, Kräftigung der Waden- und Schienbeinmuskulatur, Stabilisation des Rumpfes, Schulung des Gleichgewichtes.

Fehler: Das Gleichgewicht geht häufig verloren.
Korrektur: Zunächst nur wenig Kraft einsetzen, viel Körperspannung aufbauen.

Dauer: Jeweils 5 Sekunden die Positionen halten

Anzahl der Wiederholungen: Je 2mal 10 Wiederholungen bei Teil a und b

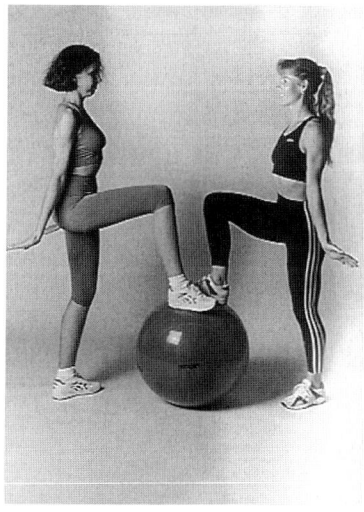

3.1.4 Übungen in der Gruppe

Übung 18: Fahrstuhl

Beschreibung: Vier Partner stehen Rücken zu Rücken, zwischen ihren Rücken ist ein Pezziball eingeklemmt. Die Wirbelsäule ist bei jedem gestreckt, die Partner fassen sich an den Händen an. Die Füße stehen mit der gesamten Sohle auf dem Boden. Auf ein Kommando gehen alle langsam runter, stoppen, bewegen sich wieder etwas nach oben, stoppen, usw. Jeder darf einmal pro Durchgang das Kommando übernehmen. Atmung!

Hinweis: Auch als Partnerübung durchführbar.

Wirkungsweise: Kräftigung der Kniestrecker, Stabilisation des Rumpfes.

Fehler: Die Partner bewegen sich nicht gleichzeitig und gleichmäßig.
Korrektur: Auf den Kommandogebenden achten.
Fehler: Der Ball rutscht weg.
Korrektur: Spannung im gesamten Körper aufbauen, besonders auch Bauch- und Gesäßmuskulatur anspannen.

Dauer: 45-60 Sekunden

Anzahl der Wiederholungen: 4

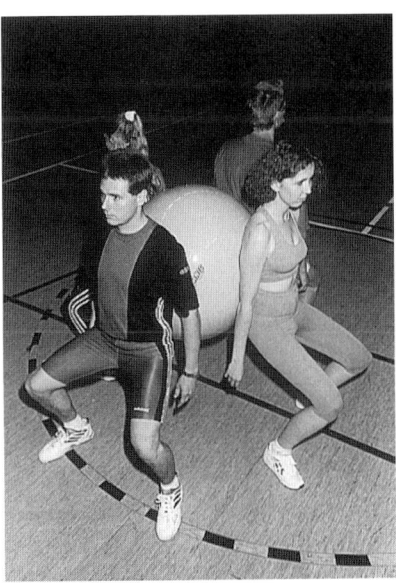

3.2 Der Lendenwirbelsäulen-Becken-Hüft-Bereich

Die Hüfte ist ein zentrales Bewegungselement des Körpers. Ihre Stellung beeinflußt maßgeblich die Haltung und den Haltungsaufbau. Ungleichgewichte der zahlreichen Muskeln um die Hüfte führen zur Fehlstellung und Fehlbelastung. Funktion der Muskeln und Muskelgruppen:

Hüftbeuger (m. iliopsoas): Die Hauptbeugemuskeln der Hüfte werden durch die innere Hüftmuskulatur gebildet, die zwei Muskelstränge (Lenden- und Darmbeinmuskel) umfaßt. Sie heben den Oberschenkel an.

Hüftstrecker und Schenkelabspreizer (m. glutaeus): Die Streckmuskeln der Hüfte werden vorwiegend von der großen, mittleren und kleinen Gesäßmuskulatur gebildet. Dabei bewirkt der große Gesäßmuskel (*m. glutaeus maximus*) als massigster Körpermuskel die Streckung der Hüfte und das Abheben des Beines nach hinten. Die anderen Muskeln (*m. glutaeus medius und minimus*) bewirken ein Abspreizen des Beines. Verlaufsbedingt sind diese Muskeln insgesamt auch an der Hüftdrehung beteiligt.

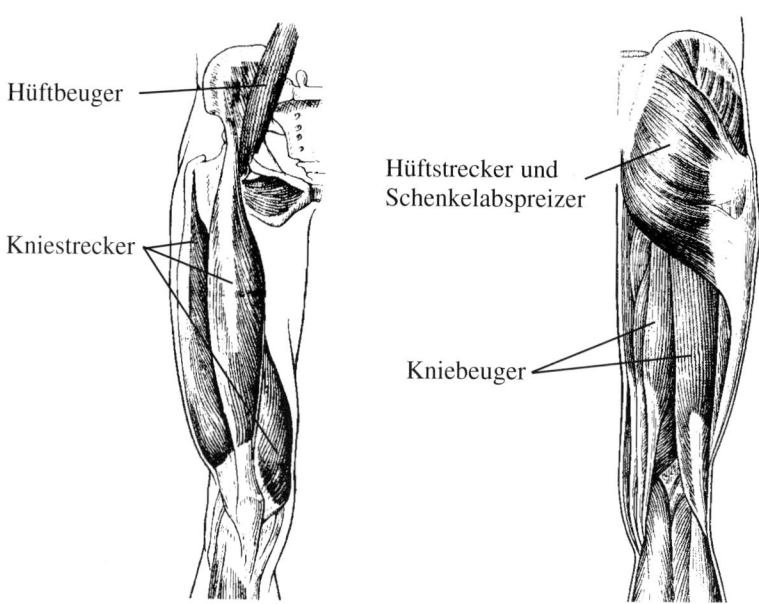

Hüftbeuger

Kniestrecker

Hüftstrecker und Schenkelabspreizer

Kniebeuger

Abbildung 15: Rechte Hüfte mit Oberschenkel; links: Muskeln von vorne, rechts: Muskeln von hinten (modifiziert nach Herzog 1981)

3.2.1 Übungen zur Dehnung

Übung 19: Beinüberschlag in Rückenlage

Beschreibung: Rückenlage, Arme seitlich neben dem Körper ablegen. Das rechte Bein liegt in stumpfem Kniewinkel mit dem Unterschenkel auf dem Pezziball, das linke Bein wird übergeschlagen, so daß der linke Knöchel auf dem rechten Knie liegt. Nun langsam mit dem rechten Bein den Ball zur Dehnung zum Körper heranrollen. Beinwechsel.

Wirkungsweise: Dehnung der hüftstreckenden und beinabspreizenden Muskulatur.

Fehler: Der Ball liegt bereits dicht am Gesäß, das Bein wird gebeugt abgelegt. *Korrektur:* Ball vom Körper wegrollen und das Bein (nur) leicht gebeugt auf dem Ball ablegen.

Dauer: 15-20 Sekunden

Anzahl der Wiederholungen: 2 pro Seite

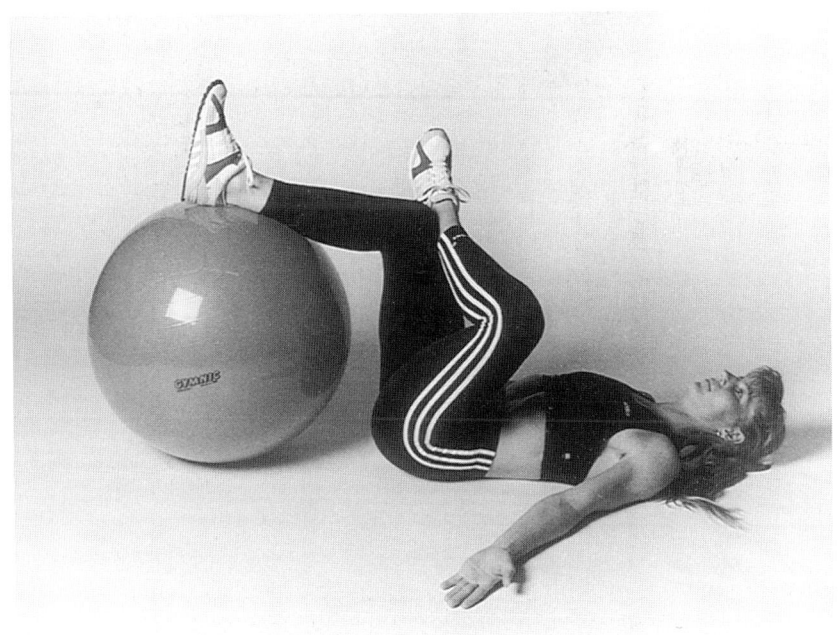

3.2.2 Übungen zur Kräftigung

Übung 20: Brücke

Beschreibung: In Rückenlage die Unterschenkel auf den Ball legen und die Füße anziehen. Die Knie strecken, das Gesäß abheben und die Wirbelsäule Wirbel für Wirbel hochrollen, bis die Hüfte gestreckt ist. Arme drücken leicht vom Körper seitlich abgelegt in den Boden, Handflächen zeigen nach oben. Die gesamte Rumpfmuskulatur ist angespannt. Diese Position halten. Atmung!

Variation: Veränderung der Auflage auf dem Ball. Liegt die Ferse auf dem Ball auf, wird die Übungsausführung erschwert, liegt das Knie oder der obere Anteil des Unterschenkels auf dem Ball auf, wird sie erleichtert.

Wirkungsweise: Kräftigung der Hüftstrecker, Kräftigung der Kniebeuger, Kräftigung der Rumpfmuskulatur, Verbesserung des Gleichgewichtes.

Fehler: Zu starkes Hohlkreuz.
Korrektur: Bauchmuskulatur anspannen.
Fehler: Der Körper ist nicht gestreckt, er "hängt durch".
Korrektur: Gesäßmuskulatur anspannen, die Knie als Ballauflage einsetzen.

Dauer: 15 Sekunden

Anzahl der Wiederholungen: 3mal 3

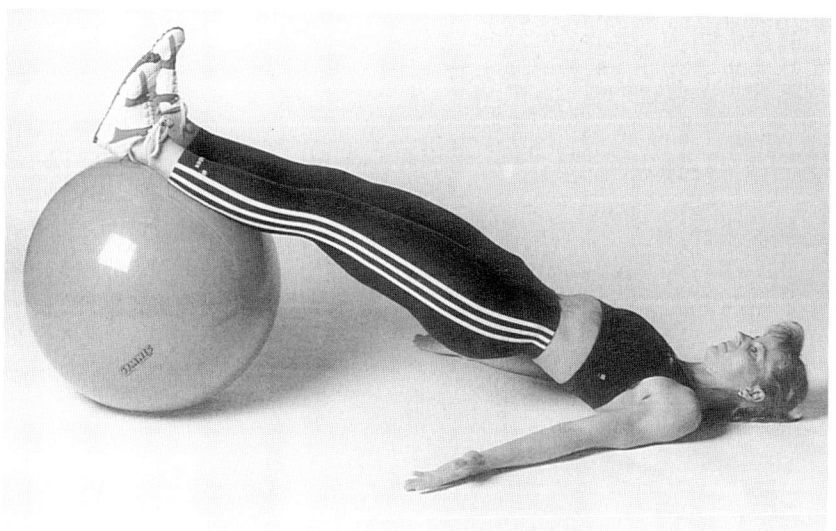

Übung 21: Ballerina

Beschreibung: Zur Ausgangsstellung siehe Übung 20. Zusätzlich wird das rechte Bein gestreckt abgehoben, während das linke weiterhin in den Ball drückt. Dann beugt das rechte Bein, tippt mit der Ferse auf das linke Knie, streckt wieder und wird auf dem Ball abgelegt. Beinwechsel. Zum Übungsende Wirbelsäule langsam abrollen. Atmung!

Variation: Zusätzlich zum Bein den Gegenarm oder beide Arme senkrecht abheben.

Wirkungsweise: Kräftigung der Hüftstrecker und der Kniebeuger, Stabilisierung des gesamten Lendenwirbelsäulen-Becken-Hüft-Bereichs, Schulung des Gleichgewichtes.

Fehler: Verlust des Gleichgewichtes.
Korrektur: Langsame Bewegungen der Arme und Beine, Körperspannung beim Abheben der Beine beibehalten.

Anzahl der Wiederholungen: 3mal 3 Beinwechsel pro Seite

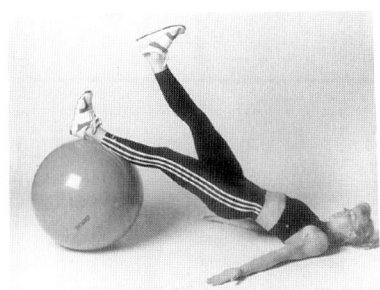

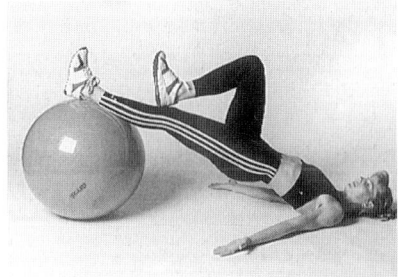

Übung 22: Klapptisch

Beschreibung: Vom Sitz auf den Pezziball aus in die Rückenlage rollen lassen, so daß der Schultergürtel als Auflagefläche auf dem Ball dient. Anspannung der Rumpf- und Gesäßmuskulatur, damit das Becken nicht absinkt. Der Kniewinkel beträgt 90°, die Füße stehen ganzflächig auf dem Boden. Arme seitlich neben dem Körper halten, Kopf in Verlängerung der Wirbelsäule. Das rechte Bein strecken und waagerecht zum Boden halten, den linken Arm ebenfalls nach hinten strecken. Halten. Körperseitenwechsel. Atmung!

Variation: Zusätzliche Kreis- oder Schwungbewegungen mit dem gestreckten Bein und Arm. In den Zehenstand gehen.

Wirkungsweise: Kräftigung der Hüftstrecker und der Kniestrecker, Stabilisation des gesamten Lendenwirbelsäulen-Becken-Hüft-Bereiches, Schulung des Gleichgewichtes; zusätzlich: Kräftigung der Wadenmuskulatur.

Fehler: Kopf hängt in Überstreckung nach hinten herunter.
Korrektur: Hinterkopf weit herausschieben.
Fehler: Das Becken sinkt ab, der Körper ist nicht mehr gestreckt.
Korrektur: Spannung in der Gesäßmuskulatur aufbauen.

Dauer: 15 Sekunden

Anzahl der Wiederholungen: 3mal 3 Bein- und Armwechsel pro Seite

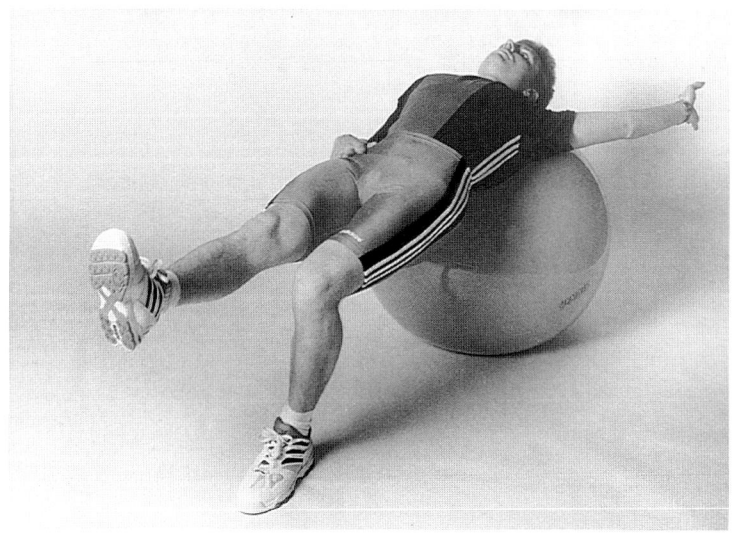

3.2.3 Übungen zur Beweglichkeit

Übung 23: Zieh den Ball unter den Körper

Beschreibung: Bauchlage auf dem Pezziball, Ganzkörperanspannung zur Streckung des gesamten Körpers. Mit den Händen solange nach vorne gehen, bis die Knie auf den Ball kommen. Nun die Beine beugen, den Ball unter den Körper ziehen und auf die Fersen setzen. Anschließend die Beine wieder strecken und mit den Händen zurückgehen.

Variation: Die Beine stärker nach links oder rechts unter den Körper ziehen.

Wirkungsweise: Mobilisation der Wirbelsäule, Verbesserung des Gleichgewichtes, Koordinationsschulung, Kräftigung der Arm- und Schultermuskulatur.

Fehler: Der Ball kann nicht vollständig unter den Körper gezogen werden.
Korrektur: Arme weiter nach vorn stellen, Ball ist ggf. zu hoch (=> Ballhöhe überprüfen, vgl. Kapitel IV.1.1).
Fehler: Beine geschlossen, kein stabiles Gleichgewicht auf dem Ball.
Korrektur: Beine hüftbreit auseinandernehmen.

Anzahl der Wiederholungen: 5-10

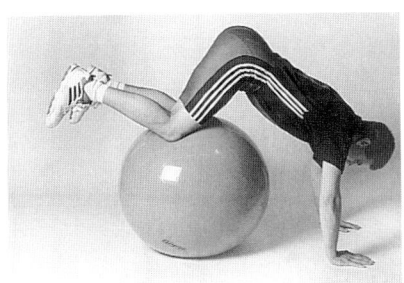

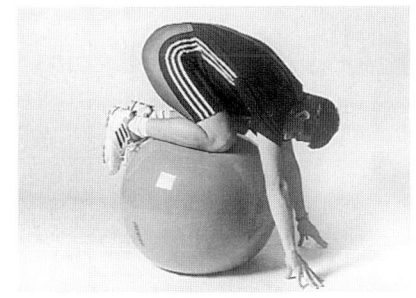

3.2.4 Partnerübungen

Übung 24: Rollende Brücke

Beschreibung: Zur Ausgangslage von P_1 siehe Übung 20. P_2 steht in einer rückengerechten Beugestellung hinter dem Ball, das heißt, seine Fuß- und Beinposition ist längsachsengerecht, die Knie sind gebeugt, und es erfolgt eine Vorneigung des stabilisierten, geraden Oberkörpers durch Beugung im Hüftgelenk. P_2 faßt den Ball seitlich an und rollt ihn leicht nach links und rechts. Allmählich das Bewegungsausmaß des Rollens erhöhen. P_1 versucht, trotz der seitlichen Bewegungen des Balles seine Körperposition unverändert zu stabilisieren. Atmung!

Variation: Der Übende auf dem Ball löst die Arme vom Boden.

Wirkungsweise: Kräftigung der Hüftstrecker und der Kniebeuger, Stabilisierung des gesamten Lendenwirbelsäulen-Becken-Hüft-Bereichs, Schulung des Gleichgewichtes, Ganzkörperanspannung durch Gegenhalten der Arme am Boden.

Fehler: Zu schnelles und weites Hin- und Herrollen des Balles von P_2.
Korrektur: Auf die Reaktion von P_1 achten, erst allmählich den Schwierigkeitsgrad erhöhen.

Anzahl der Wiederholungen: 3mal 10 rollende Seitenwechsel

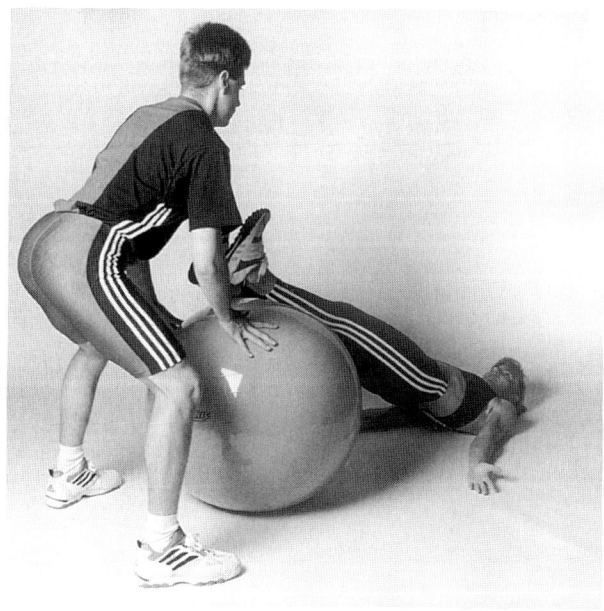

Übung 25: Werde steif wie ein Brett

Beschreibung: P_1 liegt in Bauchlage auf dem Ball, wobei etwa der Bauch-Bereich als Auflagefläche dient. P_2 steht in einer rückengerechten Beugestellung hinter P_1 und faßt an dessen Unterschenkel oberhalb der Knöchel. P_1 hält die Beine gestreckt, drückt seine Knöchel gegen die Oberschenkel von P_2, hält die Arme in gebeugter Stellung waagerecht zum Boden und versucht, das Gleichgewicht auf dem Ball zu finden. P_2 hilft sensibel, die Position des Partners zu korrigieren, so daß dieser zum Gleichgewicht kommt. Atmung! Partnerwechsel.

Variation: P_2 schiebt P_1 auf dem Ball vor und zurück und verändert dadurch die Form der Belastungsintensität.

Wirkungsweise: Kräftigung der Hüftstrecker und der Kniebeuger, Kräftigung der Rückenmuskulatur, Stabilisierung des Lendenwirbelsäulen-Becken-Hüft-Bereichs, Gleichgewichtsverbesserung, Schulung der Körperwahrnehmung.

Fehler: Kopf, Schultergürtel, Arme sinken bei P_1 nach unten ab.
Korrektur: Rumpf- und Rückenmuskulatur anspannen, Arme hoch- und Schulter-blätter zusammenführen, P_2 rollt P_1 zurück.
Fehler: Gebückte und runde Rückenstellung von P_2 bei gestreckten Knien.
Korrektur: Beckenkippung nach vorn verstärken, Schultern nach hinten unten ziehen, Brust-Bereich öffnen, Knie beugen.

Dauer: 15-30 Sekunden

Anzahl der Wiederholungen: 3

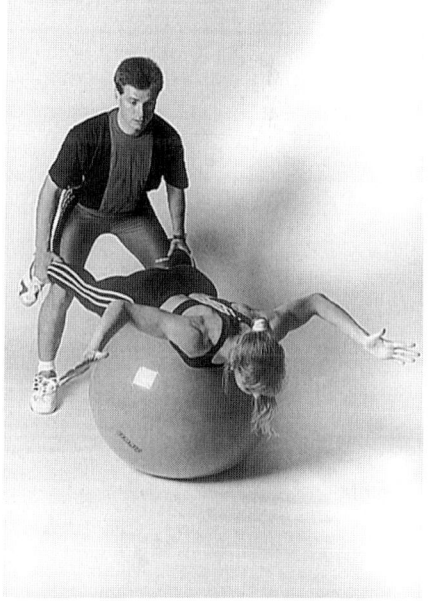

3.2.5 Übungen in der Gruppe

Übung 26: Tausendfüßler

Beschreibung: Jeweils zwei Gruppenmitglieder legen sich gegenüber in Bauchlage auf den Ball und halten sich mit den Händen an der in der Mitte aufgestellten Bank fest. Die Arme sind leicht gebeugt, der Körper ist völlig gestreckt, der Kopf zieht in Verlängerung der Wirbelsäule weit nach vorn.
a. Nur mit einer Hand an der Bank festhalten.
b. Dem Partner gegenüber die Hand geben.
c. An der Hand des Partners ziehen, gegen die Hand des Partners drücken.
Atmung!

Wirkungsweise: Kräftigung der Hüftstrecker und Kniebeuger, Kraftschulung der Rückenmuskulatur, Gleichgewichtsschulung.

Fehler: Oberkörper ist stark aufgerichtet (=> Hohlkreuz), Kopfüberstreckung.
Korrektur: Blick auf den Boden richten, Kopf aus der Halswirbelsäule nach vorn herausziehen, Körpergefühl entwickeln.
Fehler: Große Balanceschwierigkeiten.
Korrektur: Ein Bein zur Stabilisation auf den Boden nehmen, ggf. Auflagepunkt auf dem Ball verändern.

Dauer: 30 Sekunden

Anzahl der Wiederholungen: 3

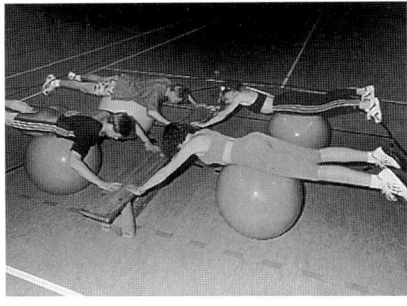 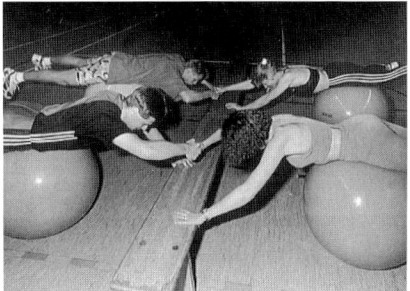

3.3 Der Bauch-Bereich

Die Bauchmuskulatur ist eine der zentralen Muskelgruppen des Körpers überhaupt. Sie schließt den Raum zwischen Brustkorb, Beckenrand und Lendenwirbelsäule. Dabei ist sie entscheidend am Haltungsaufbau und der Stabilisation der Wirbelsäule beteiligt und erfüllt insbesondere auch in Alltagssituationen, wie beim Heben, präventiv bedeutende Aufgaben.

Funktion der Muskeln und der Muskelgruppe:

Die wesentlichen Aufgaben der Bauchmuskulatur sind der Schutz der inneren Organe, die Ermöglichung der Oberkörperbewegung gegen den Unterkörper in Form von Beugung, Seitneigung und Drehung sowie die Unterstützung der Atmung.

Gerader Bauchmuskel (m. rectus abdominis): Er verläuft von den Rippen und dem Schwertfortsatz des Brustbeines bis zum Schambein. Als Gegenpol zur Rückenstreckmuskulatur neigt er den Brustkorb nach vorne oder hebt das Becken an.

Querverlaufende und schräge Bauchmuskulatur: Während der Quermuskel für die Einengung der Bauchhöhle und der Formung der Taille zuständig ist, bewirkt die schräge Bauchmuskulatur die Seitwärtsdrehung und Seitwärtsneigung des Rumpfes.

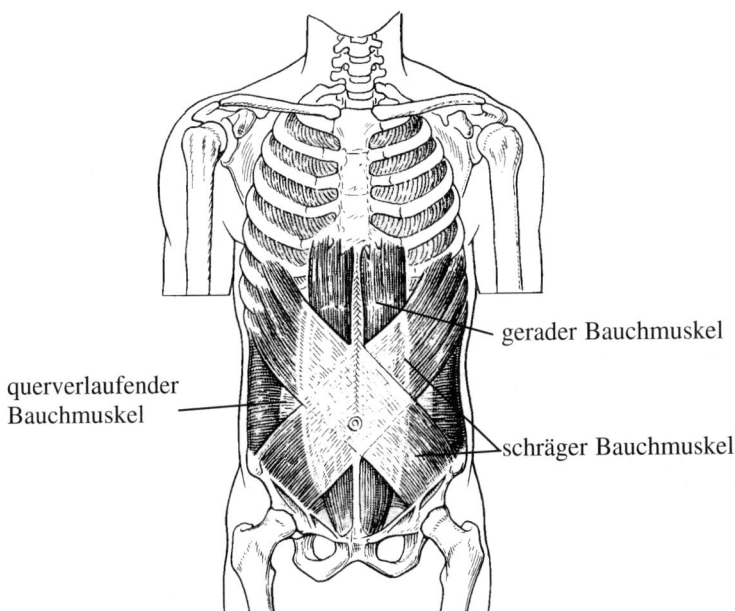

querverlaufender Bauchmuskel

gerader Bauchmuskel

schräger Bauchmuskel

Abbildung 16: Der Rumpf von vorne; die Bauchmuskulatur (modifiziert nach Herzog 1981)

3.3.1 Übungen zur Dehnung

Übung 27: Bogenspannung

Beschreibung: Rückenlage auf dem Ball, das gesamte Körpergewicht an den Ball abgeben, die muskuläre Anspannung soweit wie möglich reduzieren. Arme locker neben dem Körper hängen lassen. Leichte Rollbewegungen vor und zurück, nach links und rechts.

Variation: Die Hände fassen ineinander und bilden eine Schüssel, in die der Kopf zur Entlastung der Nackenmuskulatur abgelegt werden kann.

Wirkungsweise: Dehnung der Bauchmuskulatur, Dehnung der Brustmuskulatur, Verbesserung der Streckfähigkeit der Brustwirbelsäule, Entspannung, freie Atmung.

Fehler: Beine sind nahezu gestreckt.
Korrektur: Fußgelenke sollten sich unter den Kniegelenken befinden.

Dauer: 30 Sekunden

Anzahl der Wiederholungen: 3

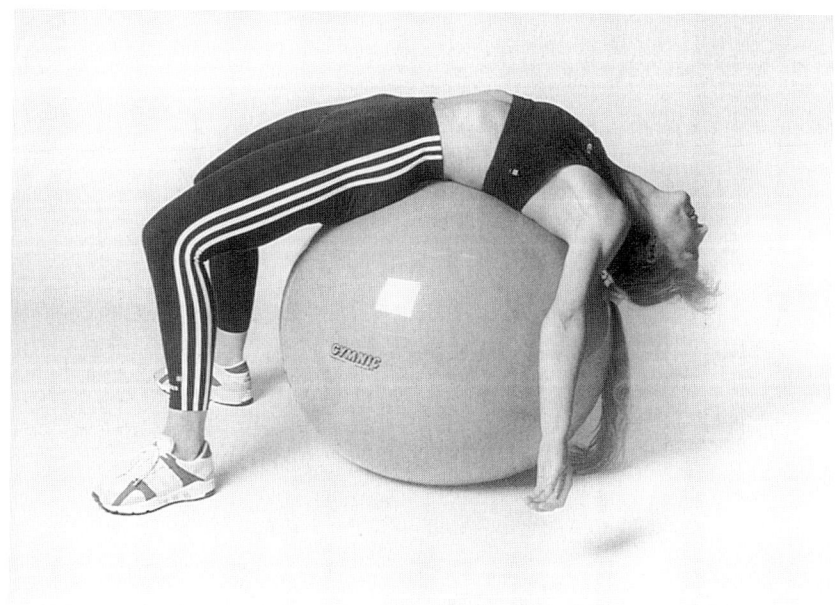

3.3.2 Übungen zur Kräftigung

Übung 28: Zerdrücke den Ball

Beschreibung: In Rückenlage auf den Boden legen, Beine anstellen, Fußspitzen anziehen und die Ferse in den Boden drücken. Der Rücken hat vollständig Kontakt zum Boden. Einen Pezziball zwischen den Beinen einklemmen und fest zusammendrücken. Danach Kopf und Schultergürtel leicht abheben, die Hände von vorn an den Ball legen, die Arme sind leicht gebeugt. Versuchen, mit den Händen den Ball wegzudrücken. Es soll ein langer, konstanter Druck aufgebaut werden. Atmung!

Variation: Nur einarmig gegen den Ball drücken, den anderen Arm seitlich neben dem Körper in Spannung halten.

Wirkungsweise: Kräftigung der Bauchmuskulatur, Kräftigung der beinanziehenden Muskulatur; zusätzlich: Kräftigung der schrägen Bauchmuskulatur.

Fehler: Die Lendenwirbelsäule verliert den Kontakt zum Boden.
Korrektur: Beckenkippung nach hinten unten verstärken, ggf. ein Lendenkissen zum Ausgleich bei ausgeprägtem Hohlrücken verwenden.

Dauer: 15-30 Sekunden

Anzahl der Wiederholungen: 3

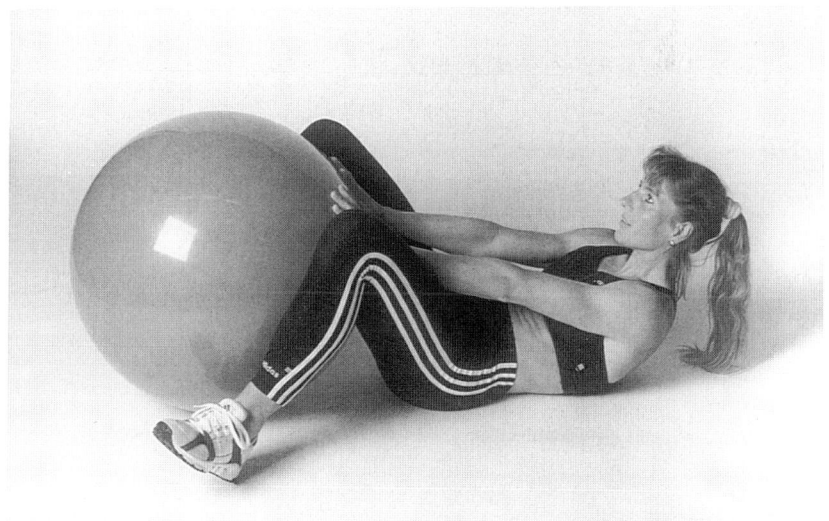

Übung 29: Luftiger Ball

Beschreibung: In Rückenlage auf den Boden legen, die Beine im rechten Winkel beugen und vom Boden abheben, Fußspitzen anziehen. Der Rücken hat vollständigen Kontakt zum Boden. Den Pezziball zwischen den Unterschenkeln und Füßen einklemmen. Danach Kopf und Schultergürtel leicht vom Boden abheben, die Arme mit angestellten Handgelenken abheben und nach vorne strecken und die Beine sowohl nach oben als auch nach vorne langsam strecken und beugen. Dabei darf die Lendenwirbelsäule den Bodenkontakt nicht verlieren. Atmung!

Hinweis: Kann in der Rückenlage auf dem Boden bei angestellten Beinen kein Kontakt der Lendenwirbelsäule zum Boden hergestellt werden, sollte die Wirbelsäule hier entsprechend unterlagert werden (Lendenkissen, Handtuch).

Variation: Den Ball ruhig halten ohne Beuge- und Streckbewegung der Beine. Zusätzlich kann die Armhaltung verändert werden.

Wirkungsweise: Kräftigung der Bauchmuskulatur.

Fehler: Die Lendenwirbelsäule löst sich vom Boden.
Korrektur: Beine weniger stark strecken, Beckenkippung nach hinten unten verstärken.

Anzahl der Wiederholungen: 3mal 10 Beuge- und Streckbewegungen

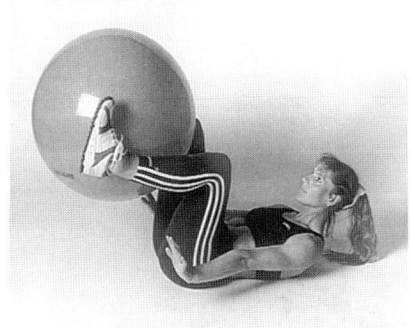

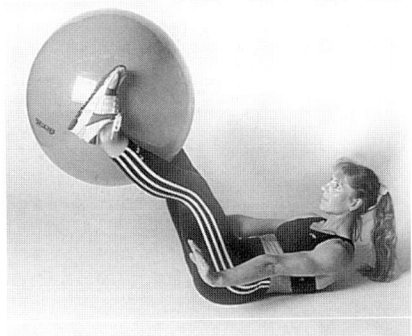

Übung 30: Gewichtiger Ball

Beschreibung: In Rückenlage auf den Boden legen, die Beine hüftbreit anstellen, Fußspitzen anziehen und die Fersen in den Boden drücken. Die Lendenwirbelsäule liegt am Boden auf. Die Arme gestreckt hinter dem Kopf ablegen und zwischen den Händen den Ball halten. Nun die gestreckten Arme mit Ball, den Kopf und den Schultergürtel abheben. Halten. Atmung!

Wirkungsweise: Kräftigung der Bauchmuskulatur.

Fehler: Kinn zieht zur Brust.
Korrektur: Hals länger lassen, Blick schräg nach vorn oben richten.
Fehler und Korrektur: Vergleiche Übung 28.

Dauer: 15- 30 Sekunden

Anzahl der Wiederholungen: 3

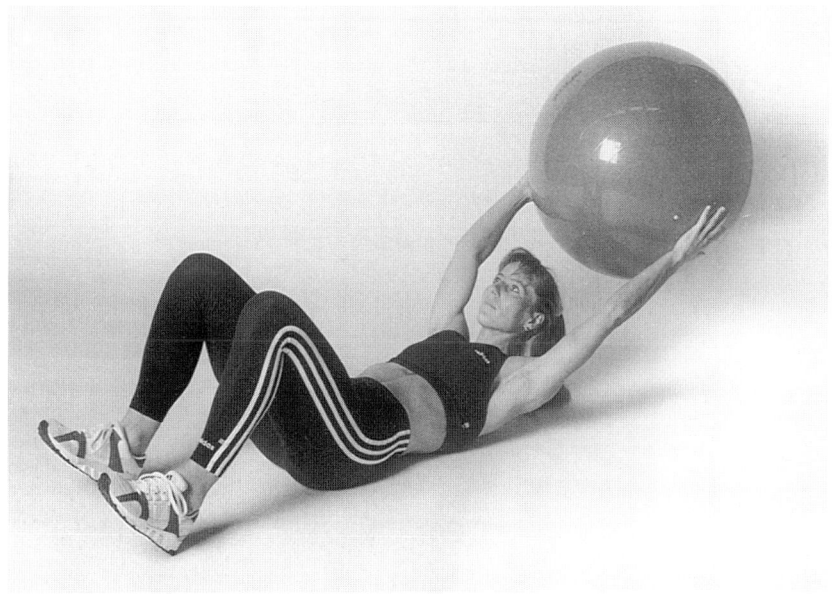

Übung 31: Fliegender Ball

Beschreibung: In Rückenlage auf den Boden legen, Beine im rechten Winkel beugen und abheben, Fußspitzen anziehen. Die Lendenwirbelsäule hat Kontakt zum Boden. Den Ball zwischen den Füßen halten. Nun Kopf und Schultergürtel abheben, Arme seitlich fangbereit halten. Den Ball mit den Füßen hochwerfen und mit den Händen wieder auffangen. Nun mit den Händen hochwerfen und mit den Füßen auffangen. Ständiger Ballwechsel. Beine, Arme, Kopf und Schultern bleiben stets abgehoben. Atmung!

Variation: Nach dem Auffangen den Ball kurz auf dem Boden auftippen.

Wirkungsweise: Kräftigung der Bauchmuskulatur, Schulung der Koordination und Geschicklichkeit.

Fehler: Der Ball wird nicht gefangen.
Korrektur: Zunächst den Ball lediglich übergeben, dann nur mit den Füßen hochwerfen und mit den Händen fangen (kleine, niedrige Flugkurve, nicht weit schießen).
Fehler und Korrektur: Vergleiche Übung 28.

Anzahl der Wiederholungen: 3mal 10-15 Ballwechsel

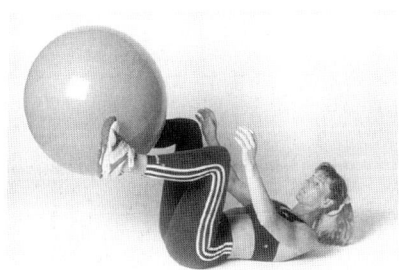

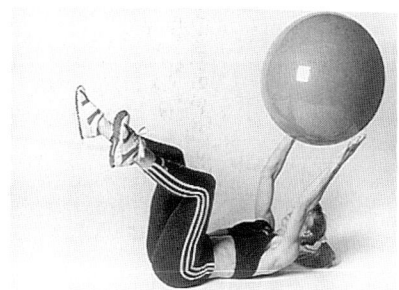

3.3.3 Partnerübungen

Übung 32: Globus

Beschreibung: Die Partner liegen sich in Rückenlage gegenüber, die Beine sind jeweils angestellt, die Lendenwirbelsäule berührt den Boden. Zwischen ihren Füßen liegt ein Pezziball. Beide drücken gemeinsam mit ihren Füßen gegen den Ball, gemeinsam heben sie den Ball soweit ab, bis ihre Unterschenkel waagerecht zum Boden sind. Mit dem Oberkörper in Grundspannung gehen (Kopf, Schultergürtel und Arme gestreckt vom Boden abheben). Nun versuchen beide, den Ball in der Luft zu drehen (bspw.: in längs-, quer- oder diagonalaxialer Richtung). Atmung!

Wirkungsweise: Kräftigung der Bauchmuskulatur, Koordinationsverbesserung.

Fehler: Der Ball kann nicht hochgehalten und gedreht werden.
Korrektur: Langsame Bewegungen bestreiten, die in Absprache mit dem Partner erfolgen, die Füße nacheinander versetzen.

Dauer: 20-30 Sekunden

Anzahl der Wiederholungen: 3

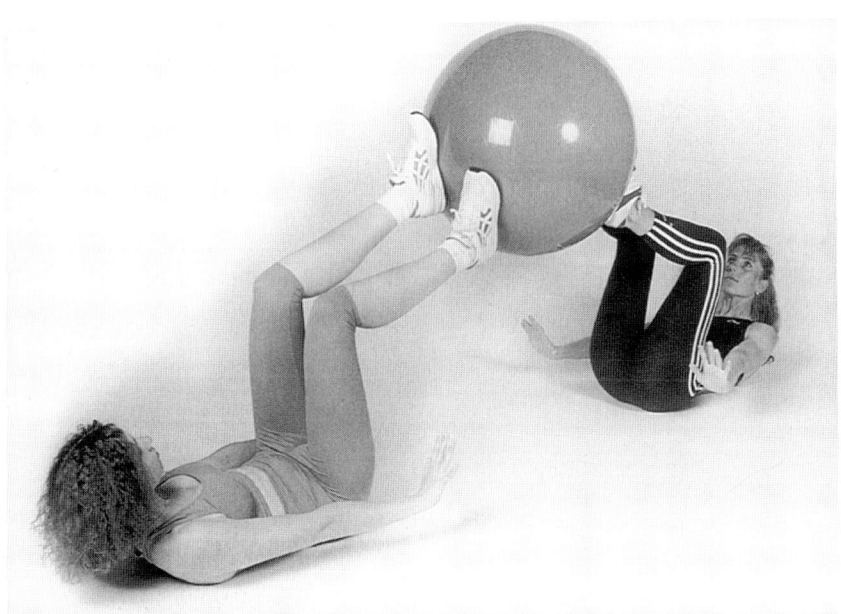

3.3.4 Übungen in der Gruppe

Übung 33: Hau den Ball

Beschreibung: Kreisformation, Blickrichtung zum Kreismittelpunkt. In Rückenlage die Beine anstellen, den Ball zwischen den Füßen einklemmen und die gebeugten Beine vom Boden abheben. Oberkörpergrundspannung einnehmen und mit den Händen ausdauernd auf den Ball trommeln (Hau den Ball!). Die Lendenwirbelsäule bleibt vollständig am Boden, der Blick richtet sich schräg nach vorne oben. Atmung!

Variation: Beine mit Ball gestreckt senkrecht zum Boden halten; Fersen halten bei angestellten Beinen intensiv Bodenkontakt.

Wirkungsweise: Kraftschulung der Bauchmuskulatur.

Fehler: Kinn geht zur Brust.
Korrektur: Hals lang nach hinten herausstrecken, zur Decke schauen.
Fehler: Lendenwirbelsäule verliert Bodenkontakt.
Korrektur: Nur mit Kopf und Schultergürtel abheben, mit den Händen die Auflage der Lendenwirbelsäule am Boden kontrollieren.

Dauer: 15-30 Sekunden

Anzahl der Wiederholungen: 3

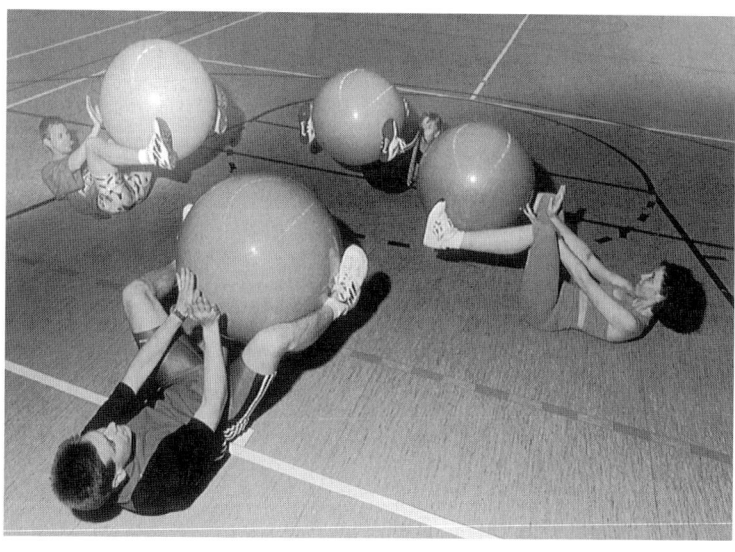

Übung 34: Kette

Beschreibung: Kreisformation mit Blickrichtung nach außen. In Rückenlage auf dem Boden, Ball zwischen den Füßen, Beine abheben, Grundspannung im Oberkörper aufnehmen. Die Arme seitlich nehmen und die Handflächen gegen die des jeweiligen Partners drücken. Halten. Atmung!

Variation: Die Arme gestreckt hinter den Kopf führen, vom Boden abheben und sich mit den Händen gegenseitig anfassen.

Wirkungsweise: Kräftigung der Bauchmuskulatur.

Fehler und Korrektur: Vergleiche Übung 33.

Dauer: 15-30 Sekunden

Anzahl der Wiederholungen: 3

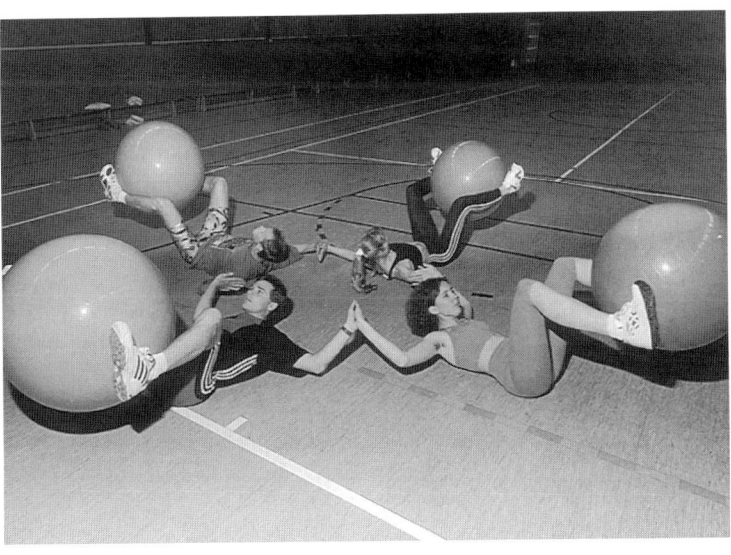

3.4 Der Rücken-Bereich

Als Gegenspieler zur Bauchmuskulatur, mit der zusammen sie die Bewegungen des Rumpfes ermöglicht, ist die Muskulatur des Rückens aktiv für die Aufrichtung und die Stabilisation der Wirbelsäule beziehungsweise des Rückens verantwortlich. Bei unzureichender Leistungsfähigkeit der Rückenmuskulatur (in Verbindung mit der Bauchmuskulatur) können sich Fehlhaltungen ausbilden, die dann eine große Belastung für den passiven Bewegungsapparat darstellen und sich zu einseitigen Belastungs- oder Abnutzungserscheinungen ausweiten können.

Funktion der Muskeln und der Muskelgruppe:

Rückenstrecker (m. erector trunci): Diese kräftige Muskelmasse verläuft vom Becken bis zum Hinterhaupt in zwei Strängen links und rechts der Wirbelsäule. Die Muskeln richten die Wirbelsäule auf und sind darüber hinaus auch an der Seitwärtsneigung, Längsdrehung und Beugung des Rückens nach hinten beteiligt.

Extremitätenmuskeln des Rückens:

Kapuzenmuskel (m. trapezius): Die großflächigen Muskeln liegen im Nackenbereich und in der oberen Rückenhälfte. Sie können sowohl die Schultern anheben als auch die Schulterblätter auf den Rücken ziehen und sie einander näherbringen.

Breiter Rückenmuskel (m. latissimus dorsi): Als breitflächigster Muskel bedeckt er den unteren Rücken. Er zieht den erhobenen Arm abwärts und wirkt als Stabilisator des Rumpfes.

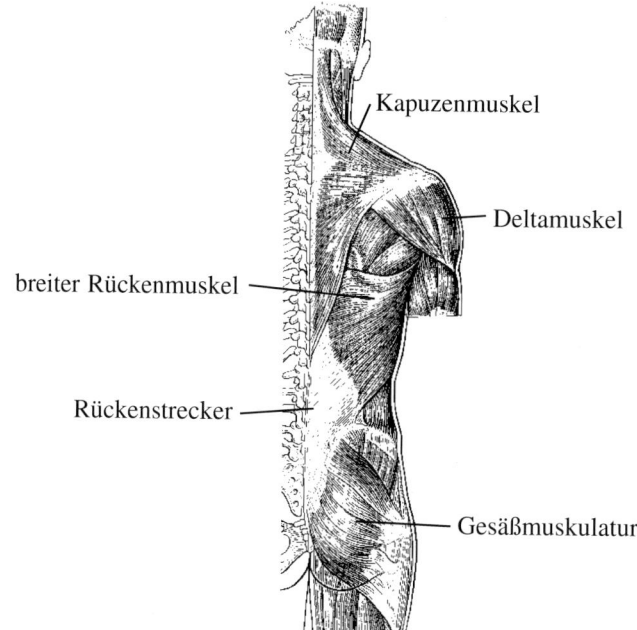

Abbildung 17: Der Rumpf von hinten; die Rückenmuskulatur (modifiziert nach Herzog 1981)

3.4.1 Übungen zur Dehnung

Übung 35: Rückenballschaukel

Beschreibung: Rückenlage auf dem Boden, die Arme liegen seitlich neben dem Körper, die Beine sind angestellt, der Pezziball wird zwischen den Füßen gehalten. In langsamer Bewegung soll nun eine halbe Rolle rückwärts ausgeführt werden, so daß der Ball hinter den Kopf geführt wird. Anschließend wieder allmählich in die Ausgangslage zurückrollen.

Hinweis: Diese Übung darf auf keinen Fall bei Schmerzen oder Schäden im Halswirbelsäulenbereich verwendet werden!

Variation: Mit Kopf und Schultergürtel hochrollen, den Ball mit beiden Händen fassen, hinter dem Kopf ablegen, um ihn anschließend mit einer halben Rückwärtsrolle wieder zurückzuholen.

Wirkungsweise: Dehnung der Rückenmuskulatur, Mobilisation der Wirbelsäule.

Fehler: Schnelle und ruckartige Bewegungen, kräfiges Auftippen des Balles hinter dem Kopf oder beim Ablegen an den Füßen.
Korrektur: Kontrolliert und zeitlupenartig die Bewegung führen, der Ball muß nicht auf dem Boden auftippen.

Anzahl der Wiederholungen: 3-5

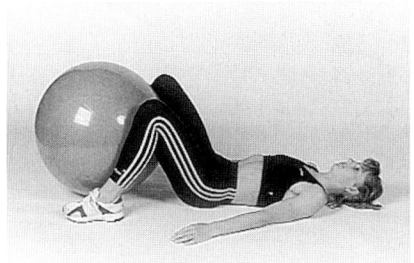
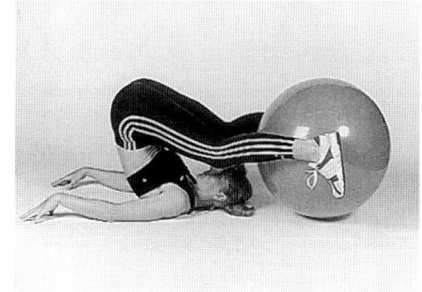

3.4.2 Übungen zur Kräftigung

Übung 36: Fallschirmspringer

Beschreibung: Bauchlage auf dem Pezziball, wobei Knie- und Hüftgelenk jeweils im Winkel von 90° gebeugt sind. Die Oberschenkel sind senkrecht und berühren je nach Intensitätsgrad der Ausführung den Ball oder nicht. Die Halswirbelsäule ist gestreckt, der Blick ist auf den Boden gerichtet. Die Arme sind gestreckt in Verlängerung der Körperseitlinie waagerecht zum Boden. Halten. Atmung!

Variation: Die Armhaltung verändern, die Körperauflage auf dem Ball verändern.

Wirkungsweise: Kräftigung der Rückenstreckermuskulatur und der Schultermuskulatur.

Fehler: Falsche Kopfhaltung: Kopf überstreckt oder fällt nach unten.
Korrektur: Vorstellung: Der Hinterkopf strebt weit nach vorne, die Wirbel werden auseinander gezogen.

Dauer: 30 Sekunden

Anzahl der Wiederholungen: 4

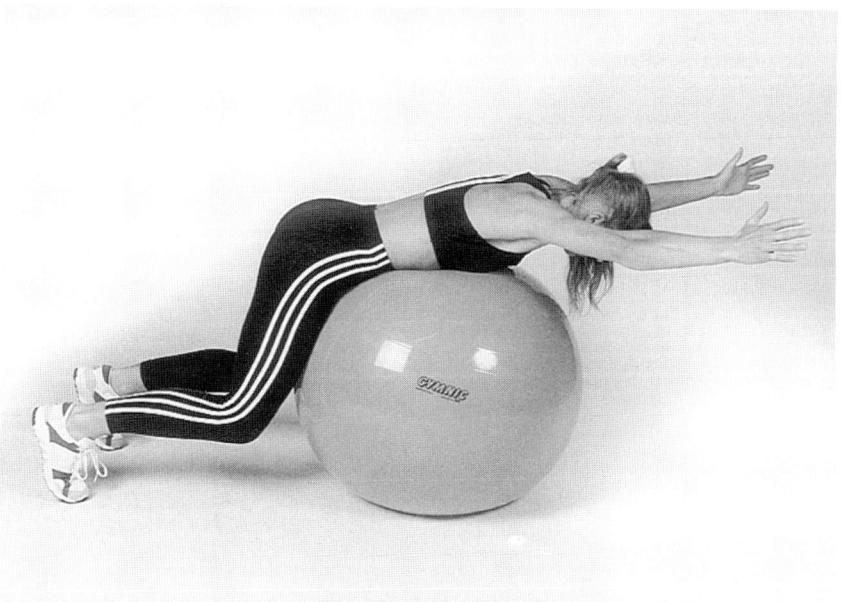

Übung 37: Prellen im Kniestand

Beschreibung: Kniestand mit hüftbreiter Kniestellung, aufrechte Körperhaltung, Schulterblätter sind nach hinten unten fixiert, Kopf in Verlängerung der Wirbelsäule. Die Arme sind vor dem Körper gestreckt, die Hände fassen den Ball seitlich an. Nun wird der Ball fallen gelassen, es kommt zu einer leichten und rhythmischen Prellbewegung des Balles, unterstützt durch eine Ganzkörperbewegung in Beugung und Streckung der Knie- und Hüftgelenke. Der Oberkörper bleibt stabilisiert. Fortlaufende Bewegung.

Hinweis: Gegebenenfalls unter die Knie ein flaches Kissen unterlegen.

Variation: Prellbewegung verstärken, Frequenz erhöhen, abwechselnd prellen.

Wirkungsweise: Kräftigung der Rückenmuskulatur und der Schulterblattmuskulatur, Koordinationsschulung, Verbesserung des Gleichgewichtes, Schulung von rückengerechter Alltagsbewegung.

Fehler: Körperbewegung und Ballprellen passen nicht zusammen.
Korrektur: Zunächst nach jedem Prellen den Ball wieder auffangen und die Bewegung erneut beginnen, erst später fortlaufend prellen.
Fehler: Rücken zeigt eine gebückte, runde Form.
Korrektur: Schulterblätter nach hinten unten ziehen und nach innen zusammenführen, Bauch- und Gesäßmuskulatur leicht anspannen zur Einstellung der Beckenkippung.

Dauer: 3mal 1 Minute

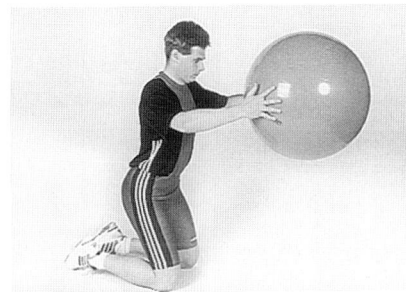

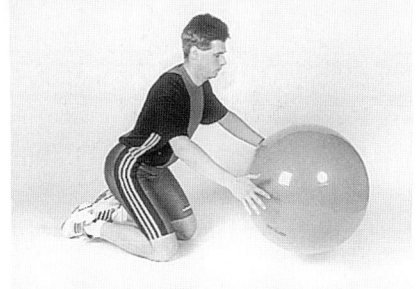

Übung 38: Ballstemmen

Beschreibung: Aufrechter Stand, der Ball liegt dicht vor dem Körper. Einnehmen der Beugestellung: Schulterbreiter, fester Stand, Füße zeigen leicht nach außen, körperachsengerechtes Beugen der Knie, Beugung der Hüfte, Beckenkippung, Brustkorbhebung, Halswirbelsäulenstreckung, den Ball mit leicht gebeugten Armen seitlich fassen. In dieser Körperposition verharren, während nun der Ball bis in Kopfhöhe hochgehoben wird. Halten. Anschließend den Ball wieder ablegen und zum aufrechten Stand zurückkommen. Atmung!

Variation: Im höchsten Punkt der Bewegung die Beugestellung auflösen, den Körper strecken und in den Fußballenstand gehen.

Wirkungsweise: Kräftigung der Rückenstrecker- und der Schultermuskulatur, Kräftigung der Kniestrecker, Koordinationsschulung, Verbesserung von Alltagsbewegungen.

Fehler: Gestreckte Knie.
Korrektur: Knie beugen und darauf achten, daß Hüft-, Knie- und Sprunggelenk in einer Ebene sind, das heißt, die Knie drehen nicht nach außen / innen weg.
Fehler: Runder Rücken.
Korrektur: Beckenkippung nach vorne verstärken, Oberkörper aufrecht fixieren.

Dauer: 10-15 Sekunden

Anzahl der Wiederholungen: 10

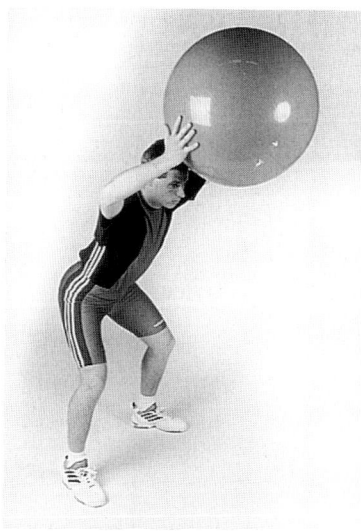

Übung 39: Drachenflug

Beschreibung: In Bauchlage bei gestrecker Körperposition auf den Ball legen. Die Beine sind gestreckt, die Füße haben Bodenkontakt, der Rücken ist aufgespannt, der Schultergürtel ist fixiert, die Arme sind gebeugt und werden seitlich gehalten, der Kopf zieht in Verlängerung der Wirbelsäule nach vorne. Halten. Atmung!

Variation: Armhaltungen verändern: Brustschwimmen, Boxen; Beugen / Strecken, beidseitig / gegengleich; seitliche Halbkreise beschreiben.
Leichte seitliche Drehung in Körperlängsachse hinzunehmen.

Wirkungsweise: Kräftigung der Rückenstreckermuskulatur, Verbesserung des Gleichgewichtes.

Fehler: Der Körper ist nicht vollständig gestreckt (Hüftknick).
Korrektur: Die Körperauflage verändern, Schulterblätter nach innen zusammenführen.

Dauer: 20-30 Sekunden

Anzahl der Wiederholungen: 4

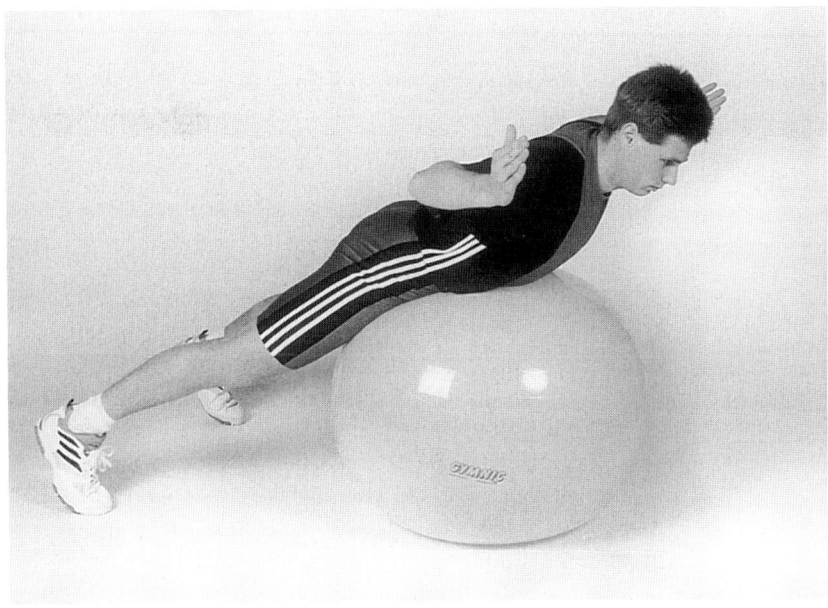

3.4.3 Übungen zur Beweglichkeit

Übung 40: Körperumkreisen

Beschreibung: Aufrechter Sitz am Boden bei verschränkter Beinhaltung. Der Ball soll nun möglichst dicht um den Körper herumgerollt werden.

Hinweis: Ist keine aufrechte Sitzposition am Boden möglich, sollte man eine Erhöhung (Sitzkeil, Kissen) zum Sitz verwenden, damit die Beckenkippung und eine aufrechte Oberkörperhaltung erreicht werden.

Variation: Im aufrechten Stand den Ball um die eigene Taille rollen.

Wirkungsweise: Mobilisation der Wirbelsäule und der Schultergelenke, Verbesserung der Streckfähigkeit der Wirbelsäule, Schulung der Koordination.

Fehler: Der Rücken ist nicht aufrecht, die Wirbelsäule ist nach vorne gebeugt.
Korrektur: Körperspannung im oberen Rückenbereich aufbauen.

Dauer: 3mal 1 Minute

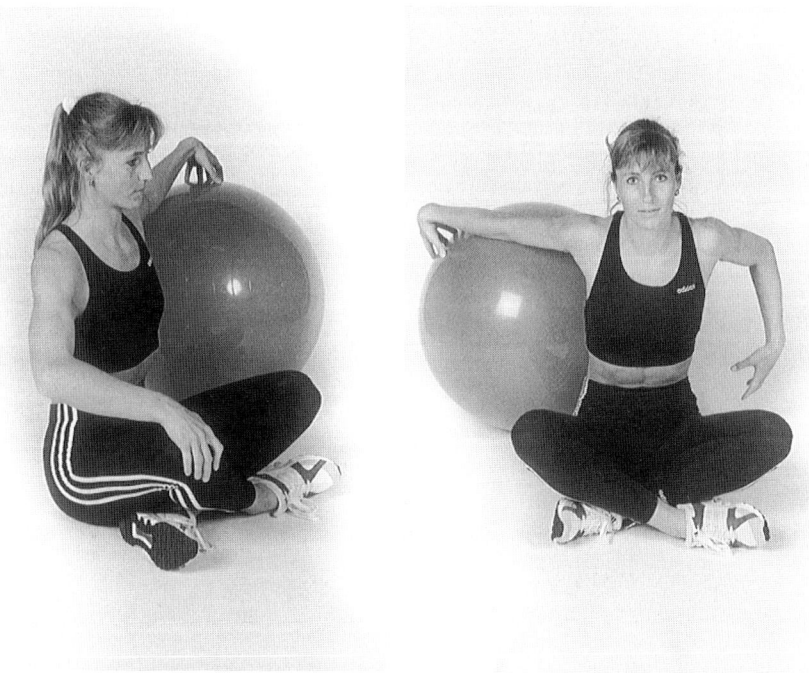

3.4.4 Partnerübungen

Übung 41: Ballübergabe

Beschreibung: Aufrechter Stand. Die Partner stehen sich Rücken zu Rücken gegenüber. Sie übergeben sich den Ball in einer jeweils besonderen Form:
a. Den Ball rückwärts über den Kopf übergeben.
b. Den Ball seitlich (linke und rechte Seite) neben dem Körper übergeben.
c. Den Ball nach hinten durch die Beine rollen.
d. Achterkreisen: Beide Partner drehen sich zur gleichen Seite um und übergeben sich den Ball in der Mitte hinter dem Rücken.
e. Kombinationen aus diesen Formen.
Nach Möglichkeit sollte der Stand (die Fußposition) beibehalten werden.

Hinweis: Auch als Gruppenübung in Kreisaufstellung geeignet.

Wirkungsweise: Mobilisation der Wirbelsäule und der Schultergelenke, Schulung der Koordination.

Fehler: Extreme Wirbelsäulenbewegungen, die zu Fehlpositionen führen wie ausgeprägtes Hohlkreuz.
Korrektur: Veränderung des Abstandes zum Partner, Rumpfanspannung.
Fehler: Schnelle und ruckartige Bewegungen.
Korrektur: Bewegungen langsam und kontrolliert ausführen.

Anzahl der Wiederholungen: 10 pro Übungsteil

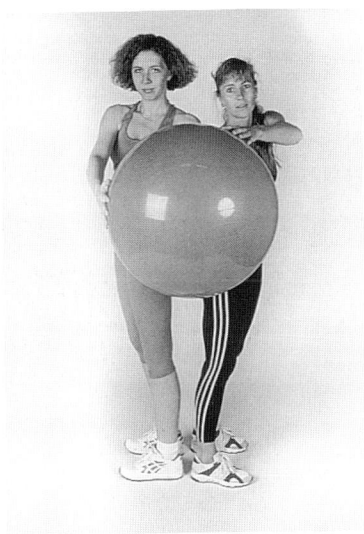 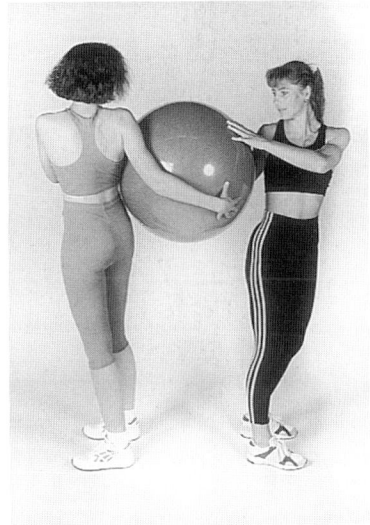

Übung 42: Pufferball

Beschreibung: P_1 liegt in Bauchlage auf dem Boden. Die Hände sind vor dem Kopf, die Arme sind gebeugt und die Ellenbogen nach außen gestellt. Der Kopf zieht in Verlängerung der Wirbelsäule weit nach vorn, der Blick ist auf den Boden gerichtet. P_2 steht in 3-4 Meter Entfernung mit Blick zum Partner in einer rückengerechten Beugestellung und hält den liegenden Ball dicht vor dem Körper fest. Nun hebt P_1 Arme, Kopf und Schultergürtel an. P_2 rollt P_1 den Ball zu, und P_1 rollt ihn wieder zu P_2 mit den Händen zurück. Fortlaufende Wiederholung. Atmung!

Wirkungsweise: Kräftigung der Rückenstreckermuskulatur, Kräftigung der Schulter- und Schulterblattmuskulatur, Schulung von Alltagsbewegungen.

Fehler: Der Kopf von P_1 wird in den Nacken genommen.
Korrektur: Nicht auf den Ball schauen, sondern auf den Boden blicken.
Fehler: Beine heben vom Boden ab.
Korrektur: Beine und Füße kräftig auf den Boden drücken.

Anzahl der Wiederholungen: 3mal 8-12 Wiederholungen pro Übenden

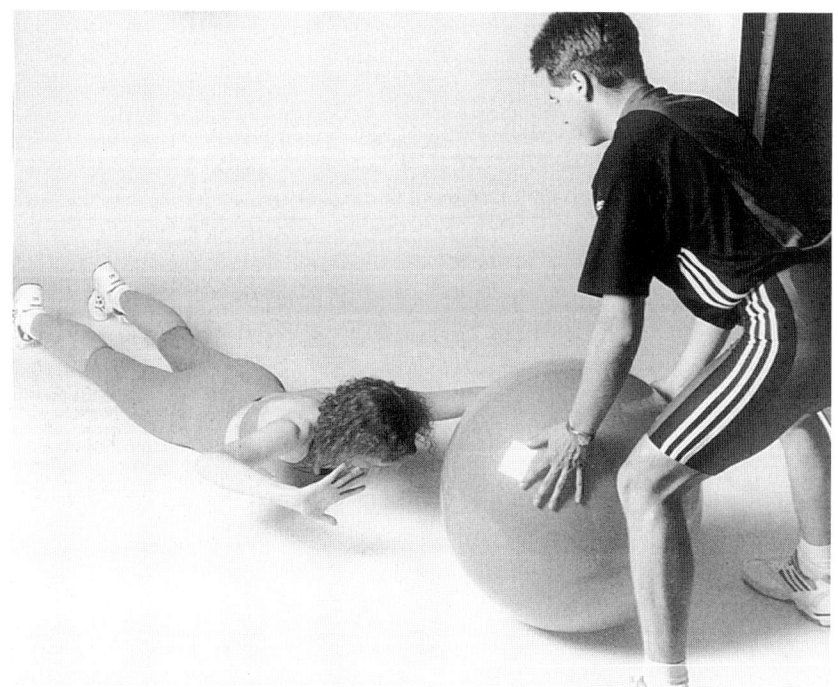

Übung 43: Schweben

Beschreibung: Die beiden Partner liegen sich in Bauchlage auf den Pezzibällen gegenüber. P_1 sucht mit beiden Füße auf dem Boden Halt und streckt den gesamten Körper (vergleiche Übung 39). Die Arme sind leicht gebeugt und zeigen in Verlängerung der Körperseitlinie nach vorn. P_2 nimmt die gleiche Position wie P_1 ein und faßt nun P_1 an den Händen. Jetzt versucht P_2 zunächst ein, dann beide Beine vom Boden zu lösen und in gestreckter Körperhaltung das Gleichgewicht auf dem Ball zu finden. Halten. Atmung!

Variation: Jeder hebt ein Bein ab; sich gegenseitig Halt geben.

Wirkungsweise: Kräftigung der Rückenmuskulatur, Verbesserung des Gleichgewichtes, Reaktionsschulung, Kräftigung der Hüftstrecker.

Fehler: Knie- und Hüftgelenke sind nicht gestreckt, kein Gleichgewicht.
Korrektur: Ganzkörperspannung aufbauen: Rumpf-, Gesäß- und Beinmuskulatur anspannen.
Fehler: Kopf wird in den Nacken genommen.
Korrektur: Hinterkopf weit nach vorne schieben.

Dauer: 15-30 Sekunden

Anzahl der Wiederholungen: 3

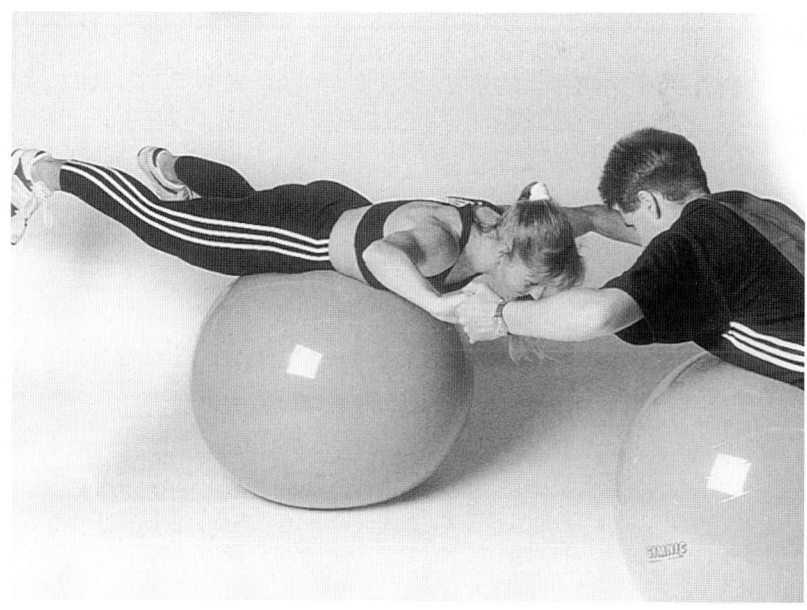

3.4.5 Übungen in der Gruppe

Übung 44: Pyramide

Beschreibung: Kreisformation: Alle Übenden liegen in Bauchlage auf dem Pezzi-ball, die Köpfe zeigen zum Kreismittelpunkt. Ganzkörperstreckung einnehmen, den Rücken aufspannen, die Füße halten Bodenkontakt. Die Arme leicht gebeugt seitlich nach vorne führen. Nun die Handflächen gegeneinanderlegen und gemein-sam einen gleichbleibenden Druck aufbauen. Halten. Atmung!

Variation: Die Hände üben aufeinander einen konstanten Zug aus.

Wirkungsweise: Kräftigung der Rückenmuskulatur, Verbesserung des Gleichge-wichtes.

Fehler: Einzelne Übende verlieren das Gleichgewicht, werden vom Ball herunter-gedrückt.
Korrektur: Zielsetzung: Miteinander die Übung durchführen, nicht gegeneinander, der Krafteinsatz muß gegenüber den Gruppenmitgliedern angepaßt sein.
Fehler und Korrektur: Vergleiche Übung 43.

Dauer: 15-30 Sekunden

Anzahl der Wiederholungen: 3

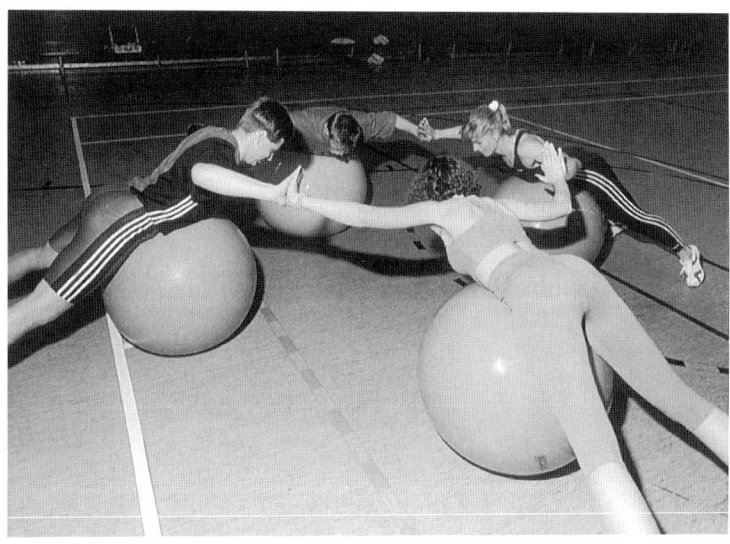

3.5 Der Brust-Schulter-Arm-Bereich

Die Schulterbeweglichkeit und die Beweglichkeit der Wirbelsäule stehen in engem Zusammenhang. Sind in diesen Bereichen Beweglichkeitseinschränkungen vorhanden, beispielsweise durch eine verkürzte Brustmuskulatur, die sich aus einem fehlerhaften Alltagsverhalten ergibt, kommt es zu Kompensationsbewegungen, die häufig zu einseitigen Belastungen oder auch zu Schädigungen der Gelenke und Sehnen führen.

Funktion der Muskeln und Muskelgruppen:

Brustmuskel (m. pectoralis): Eingeteilt in großen (*major*) und kleinen (*minor*) Brustmuskel, überlagern sie größtenteils die vordere Brustkorbwand als Gegenspieler zu den Extremitätenmuskeln des Rückens. Sie senken den erhobenen Arm, drehen ihn vor dem Körper nach innen und ziehen das Schulterblatt an die Rückwand des Brustkorbes.

Deltamuskel (m. deltoideus): Dieser Muskel umkleidet das Schultergelenk und bildet die kraftvolle Rundung der Schulter. Durch seine verschiedenen Anteile ist er an allen Bewegungen der Schulter beteiligt.

Armbeuger (m. biceps brachii): Der Bizeps zieht sich als zweigelenkiger Muskel sowohl über das Schulter- als auch über das Ellenbogengelenk. Er beugt den Unterarm und wirkt auch bei gestrecktem Arm auf das Schultergelenk als Vor- und Seitwärtsheber.

Armstrecker (m. triceps brachii): Der dreiköpfige Oberarmmuskel liegt auf der Rückseite des Oberarmes und wirkt als einziger Armstrecker.

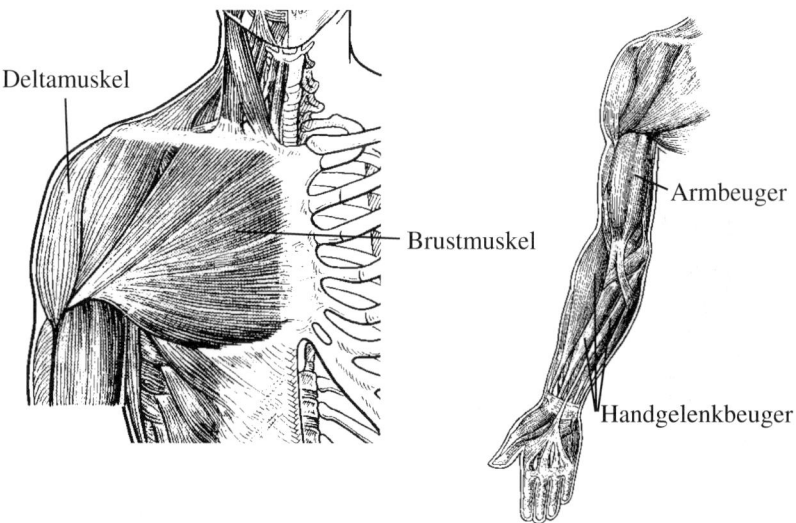

Abbildung 18: Die Muskeln der Brust, der Schulter und des Armes; links rechte Brust von vorn, rechts rechter Arm (modifiziert nach Herzog 1981)

3.5.1 Übungen zur Dehnung

Übung 45: Bruststreckung

Beschreibung: Ausgangsstellung: Fersensitz mit aufrechtem Oberkörper, der Ball liegt vor dem Körper, die Hände liegen bei gestreckten Armen auf dem Ball. Nun mit den Händen beziehungsweise mit dem gesamten Körper soweit nach vorne rollen, bis die Knie- und Hüftgelenke im 90°-Winkel gebeugt sind. Die Hände drehen, so daß die Handflächen zueinander zeigen. Die Wirbelsäule sollte in physiologischer Form gestreckt sein, der Kopf wird in Verlängerung der Wirbelsäule nach vorn geschoben. Das Brustbein wird Richtung Boden nach unten geschoben. Atmung!

Variation: Mit Händen und Armen den Ball leicht nach links und rechts rollen.

Wirkungsweise: Dehnung der Brustmuskulatur, Verbesserung der Streckfähigkeit der Brustwirbelsäule, Mobilisation der Schultergelenke, zusätzlich: Mobilisation und Verbesserung der Seitneigung der Wirbelsäule.

Fehler: Verlust des Gleichgewichtes.
Korrektur: Verschieben des Gesäßes nach hinten, mit Händen seitlich fassen.
Fehler: Ausgeprägtes Hohlkreuz (Wirbelsäule hat nicht die natürliche Form).
Korrektur: Leichte Anspannung der Bauchmuskulatur.

Dauer: 15-20 Sekunden

Anzahl der Wiederholungen: 3

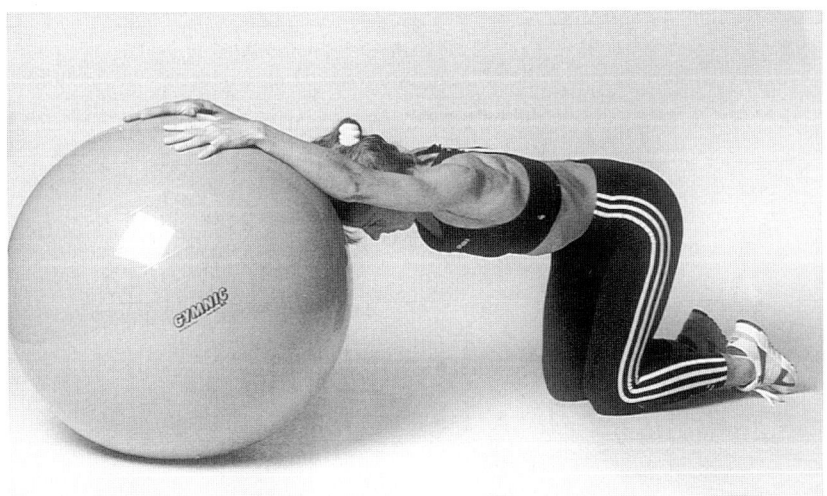

3.5.2 Übungen zur Kräftigung

Übung 46: Yoga-Sitz

Beschreibung: Aufrechte Sitzposition auf dem Boden, die Beinhaltung ist beliebig. Den Rücken aufspannen, die Hände fassen den Pezziball seitlich. Den Ball mit leicht gebeugten Armen in Brusthöhe führen. Nun den Ball kräftig zusammendrük-ken. Halten. Atmung!

Hinweis: Kann im Sitz auf dem Boden keine aufrechte Haltung eingenommen werden, können entweder Hilfsmittel (Sitzkeil, Kissen) verwendet oder ein Stuhl benutzt werden.

Variation: Die Arme waagerecht zum Boden beugen und strecken, den Ball bis Kopfhöhe hochführen und wieder senken.

Wirkungsweise: Kräftigung der Brustmuskulatur, der Schultermuskulatur und der Armbeuger, Stabilisation der Rumpfmuskulatur.

Fehler: Die Lendenwirbelsäule ist rund, keine ausreichende Beckenkippung.
Korrektur: Beinhaltung verändern, Brustbein nach vorne oben bringen, Wirbelsäule strecken, Hilfsmittel zum Sitzen verwenden.
Fehler: Kinn zieht den Kopf zur Brust.
Korrektur: Hinterkopf weit nach oben herausschieben, Blick geradeaus richten.

Dauer: 3mal 20-30 Sekunden

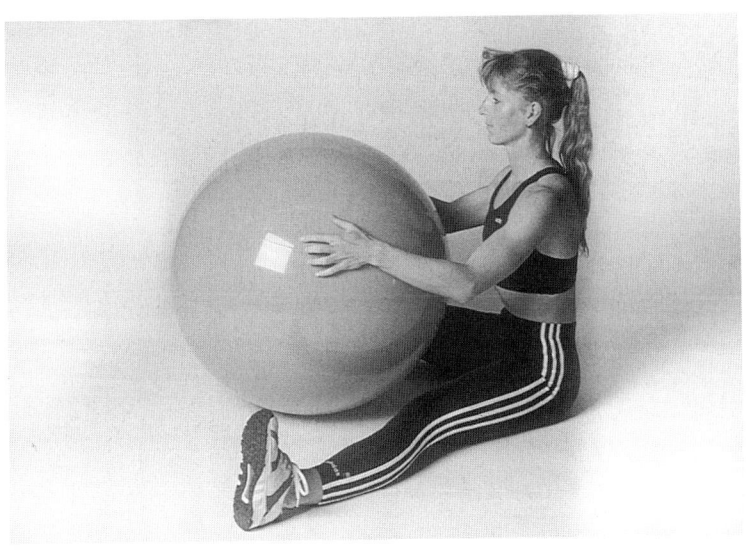

Übung 47: Liegestütz bäuchlings

Beschreibung: Bauchlage auf dem Pezziball in gestreckter Körperposition. Unterschenkel liegen auf dem Ball auf. Die Hände stützen schulterbreit entfernt auf dem Boden, die Arme sind leicht gebeugt, und die Ellenbogen zeigen seitlich nach außen. Nun in unveränderter Körperstreckung Liegestütze langsam ausführen. Atmung!

Variation: Körperauflage auf dem Ball verschieben, einarmige Liegestütze durchführen, mit den Händen auf der Stelle möglichst schnell tippeln.

Wirkungsweise: Kräftigung der Armstrecker, der Schulter- und Schulterblattmuskulatur, der Rückenmuskulatur und der Hüftstrecker, Schulung des Gleichgewichtes.

Fehler: Hüftknick, Körper bleibt nicht vollständig gestreckt.
Korrektur: Rumpf- und Gesäßmuskulatur stärker anspannen.
Fehler: Der Körper hängt nach unten durch.
Korrektur: Bauchmuskulatur anspannen, weiteratmen.

Anzahl der Wiederholungen: 3mal 5-12 Wiederholungen

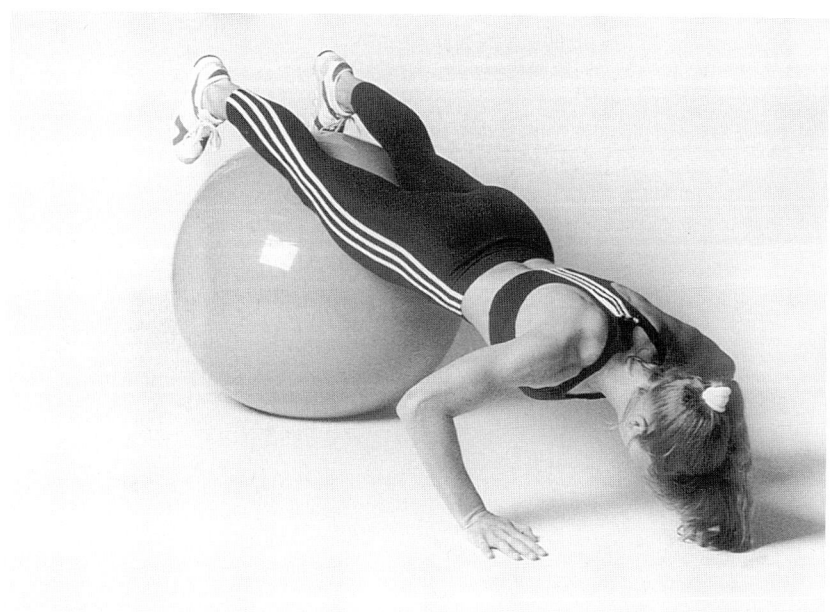

Übung 48: Liegestütz rücklings

Beschreibung: Rückenlage auf dem Pezziball, wobei je nach Schwierigkeitsgrad entweder die Füße, die Knie oder der Oberschenkel zur Ballauflage dienen, die Hände stützen auf den Boden auf, die Arme sind gestreckt. Der Kopf wird in Verlängerung der Wirbelsäule gehalten, der Blick richtet sich zur Decke. Insgesamt wird eine völlig gestreckte Körperposition eingenommen. Halten. Nun die Arme beugen und anschließend wieder strecken bei unveränderter Körperlage. Atmung!

Hinweis: Diese Übung ist wesentlich anspruchsvoller als die Übung "Liegestütz bäuchlings".

Variation: Körperauflage auf dem Ball verschieben, mit den Händen auf der Stelle tippeln.

Wirkungsweise: Kräftigung der Armstrecker, der Schulter- und Schulterblattmuskulatur und der Hüftstrecker, Schulung des Gleichgewichtes.

Fehler: Der Becken-Hüft-Bereich fällt nach unten, Kinn geht zur Brust.
Korrektur: Gesäßmuskulatur anspannen, den Kopf nach hinten herausschieben.

Dauer: Mindestens 10 Sekunden

Anzahl der Wiederholungen: 3mal 3-10 Wiederholungen

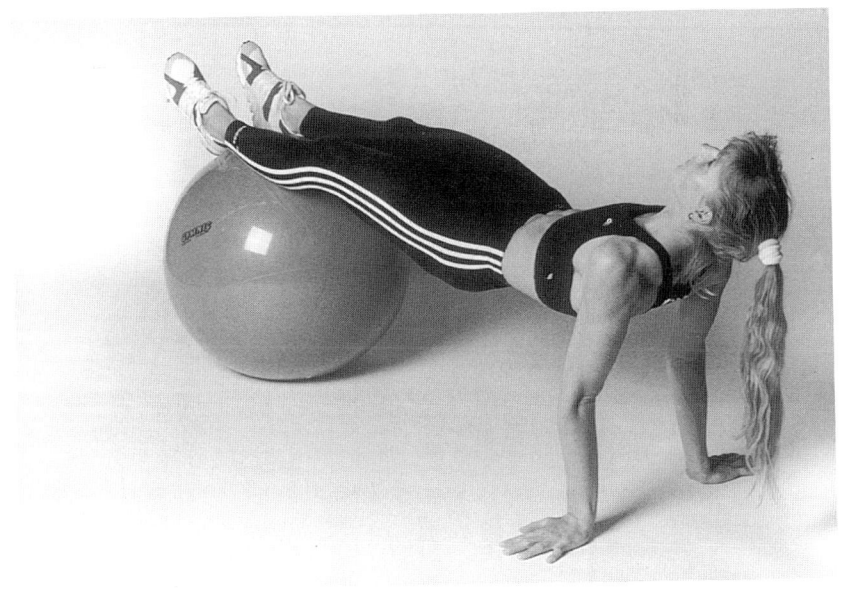

3.5.3 Übungen zur Beweglichkeit

Übung 49: Armkreisen

Beschreibung: Aufrechte Sitzposition auf dem Pezziball einnehmen. Den Oberkörper stabilisieren, die Rumpfmuskulatur anspannen. Die Arme hängen locker seitlich neben dem Körper herunter. Die Füße stehen mit der gesamten Fußsohle auf dem Boden. Wippen. Zusätzlich mit dem rechten Arm langsam große Kreise rückwärts beschreiben. Dabei sollte die Schwung- oder Kreisbewegung der Arme dem Rhythmus des Wippens angepaßt sein. Armwechsel.

Variation: Kreise beschreiben: einarmig / beidarmig, linke / rechte Seite, schnell / langsam, vorwärts / rückwärts, gleichseitig / gegengleich; Armkreisen mit kurzen Armen (Hände fassen auf die Schulter).

Wirkungsweise: Mobilisation der Schultergelenke, Verbesserung der Koordination, Stabilisation des Rumpfes.

Fehler: Kreisbewegung und Wipprhythmus passen nicht zusammen.
Korrektur: Zunächst ein gleichmäßiges und rhythmisches Wippen auf dem Ball zeigen, dann einarmig mit den Kreisen beginnen; pro Kreis die gleiche Anzahl von Auf- und Abbewegungen auf dem Ball.

Dauer: 1-2 Minuten

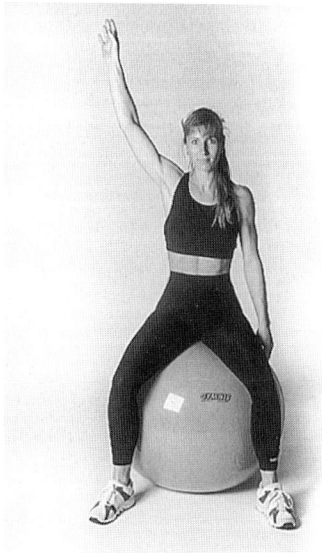

3.5.4 Partnerübungen

Übung 50: Dehnung der Brustmuskulatur

Beschreibung: Beide Partner sitzen in aufrechter Sitzposition hintereinander und seitlich verschoben auf dem Pezziball. P_1 streckt seinen rechten Arm nach hinten, waagerecht zum Boden, und legt seine Hand seitlich an der linken Schulter von P_2 an. Nun dreht sich P_1 langsam mit dem gesamten Körper von seinem Partner weg. Dehnung. P_2 bleibt unverändert sitzen und stabilisiert den Oberkörper gegen die Bewegung von P_1.

Wirkungsweise: Dehnung der Brustmuskulatur, Dehnung der Schultermuskulatur und der Armbeuger.

Fehler: P_1 zieht die Schultern hoch.
Korrektur: Schultergürtel fixieren, Schultern nach hinten unten ziehen.
Fehler: P_1 dreht nur die Schultern weg, beugt den Oberkörper zur Seite ab.
Korrektur: Den gesamten Oberkörper drehen.

Dauer: 15-20 Sekunden

Anzahl der Wiederholungen: 3

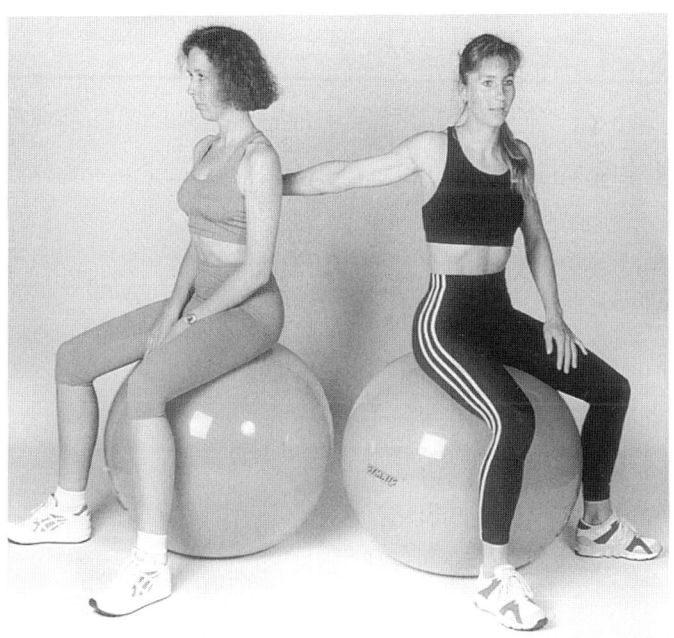

Übung 51: Robin Hood

Beschreibung: Die beiden Partner stehen sich im aufrechten Stand in schulterbreiter Grätschstellung gegenüber. Mit jeweils leicht gebeugten Armen fassen beide seitlich am Pezziball an, der sich in Bauchhöhe zwischen ihnen befindet. Beide ziehen allmählich, beginnend mit konstantem Krafteinsatz, am Ball. Halten. Es steht ein Miteinander im Vordergrund. Atmung!

Variation: Beide Partner stehen sich in Schrittstellung gegenüber und versuchen nun, gegeneinander jeweils den Ball zu sich zu ziehen bei weiterhin stabilisiertem Rumpf.

Wirkungsweise: Kräftigung der Schulterblatt-, Schulter- und Oberarmmuskulatur, Stabilisation der Rumpfmuskulatur, Schulung von Alltagsbewegungen.

Fehler: Der Rücken ist rund.
Korrektur: Beckenkippung nach vorn verstärken, Brustkorb anheben.
Fehler: Schultern sind hochgezogen.
Korrektur: Schulter nach hinten unten ziehen und nach innen zusammenziehen.

Dauer: 30 Sekunden

Anzahl der Wiederholungen: 3

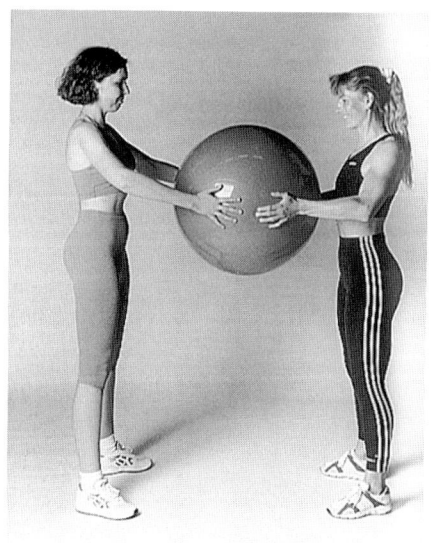

Übung 52: Verteidige den Ball

Beschreibung: P_1 kniet im Fersensitz auf dem Boden, der Rücken ist gerade, der Oberkörper leicht nach vorne abgesenkt, die Arme vorn in Schulterhöhe halten, wobei die Ellenbogen leicht gebeugt sind, und mit den Händen der Pezziball festgehalten wird, der vor dem Übenden auf dem Boden liegt. P_2 steht in rückengerechter Beugestellung P_1 gegenüber. Nun versucht P_2, den Ball P_1 wegzuziehen. P_1 läßt dieses jedoch nicht zu. Aufgabenwechsel.

Wirkungsweise: Kräftigung der Schulterblattmuskulatur, Kräftigung der Schulter- und Oberarmmuskulatur, Stabilisation der Rumpfmuskulatur, Stabilisation des Lendenwirbelsäulen-Becken-Hüft-Bereiches, Schulung von Alltagsbewegungen; zusätzlich: Kräftigung der Kniestrecker.

Fehler: P_1 oder P_2 machen den Rücken rund.
Korrektur: Den Rücken aufspannen, Brustbein heben, Schulterblätter nach hinten unten zusammenführen, Beckenkippung nach vorne.
Fehler: Der Ball wird dem Partner aus der Hand gerissen.
Korrektur: Langsam den Krafteinsatz erhöhen und versuchen, unter rückengerechten Bewegungen dem Partner den Ball wegzuziehen.

Dauer: Mindestens 15 Sekunden

Anzahl der Wiederholungen: 3 pro Partner

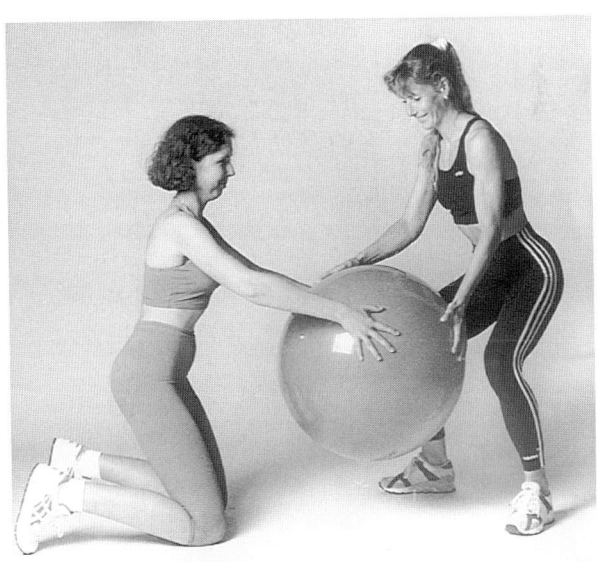

3.5.5 Übungen in der Gruppe

Übung 53: Geschlossene Gesellschaft

Beschreibung: Kreisformation, die Übenden sitzen in aufrechter Sitzposition auf dem Ball und blicken zum Kreismittelpunkt. Die Arme sind gebeugt und werden seitlich neben dem Körper in einem Sektor gehalten, die Händflächen der linken und rechten Nachbarn werden gegeneinander gehalten. Körperspannung erzeugen. Halten. Miteinander gegeneinander Druck aufbauen. Atmung!

Hinweis: Es werden mindestens vier Teilnehmer benötigt.

Variation: Mit den Händen ineinander fassen und gegenseitig Zug aufbauen.

Wirkungsweise: Kräftigung der Brust-, Schulter- und Armstreckermuskulatur, Stabilisation der Rumpfmuskulatur.

Fehler: Ein Teilnehmer wird aus dem Kreis herausgedrückt.
Korrektur: Gleichmäßig einen konstanten Druck aufbauen, auf die eigene Reaktion und auf die des Partners achten.

Dauer: 30 Sekunden

Anzahl der Wiederholungen: 4

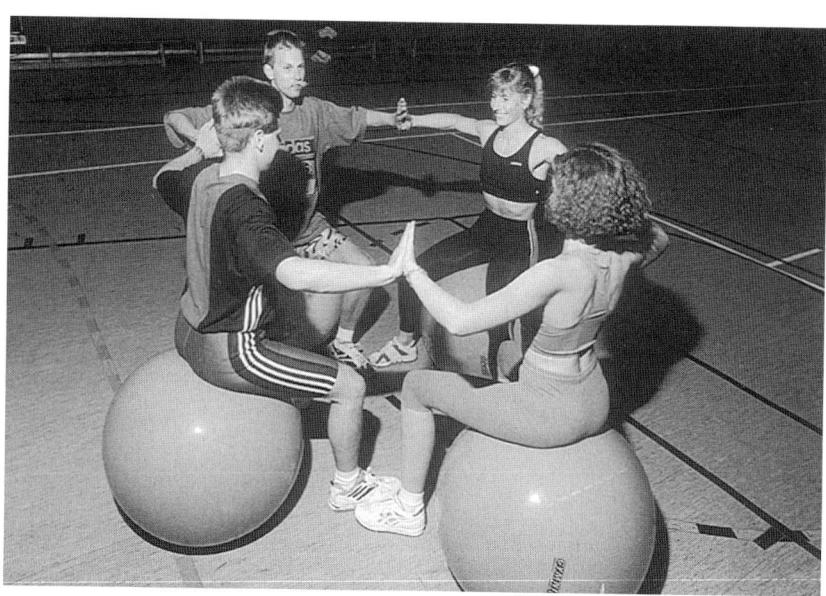

4. Koordinationsübungen mit dem Pezziball

Übung 54: Hechtrollen

Beschreibung: In der Hocke hinter dem Ball die Hände und Arme auf diesen legen. Nun sich kräftig vom Boden abdrücken und in Bauchlage über den Ball soweit wie möglich nach vorne rollen. Entscheidend dabei ist eine gute Ganzkörperspannung, damit das Becken in der gestreckten Körperposition nicht nach unten durchhängt (Hyperlordose ist zu vermeiden!), Kopf in Verlängerung der Wirbelsäule. Anschließend wieder zurück zur Hocke rollen. Wiederholung.

Hinweis: Die Fähigkeit, schnell eine ausreichende Ganzkörperspannung aufbauen zu können, ist Voraussetzung für diese Übung.

Variation: Zu Beginn den Ball vom Körper entfernt ablegen und versuchen, sich auf den Ball zu hechten und weiterzurollen. Zunächst mäßig hechten!

Wirkungsweise: Verbesserung der Koordination, Schulung des Gleichgewichtes, Ganzkörperkräftigung.

Fehler: Starkes Hohlkreuz in der gestreckten Körperlage auf dem Ball.
Korrektur: Anspannung der Rumpf- und Gesäßmuskulatur.

Anzahl der Wiederholungen: 10-12

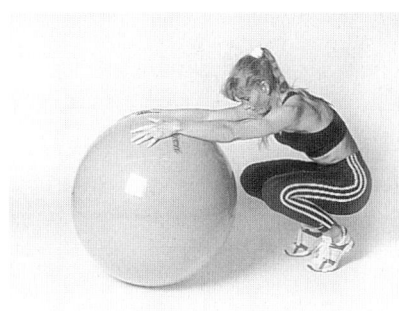

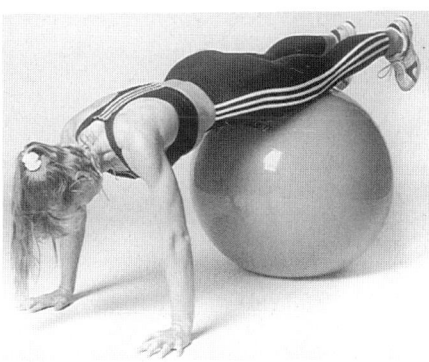

Übung 55: Körperdrehung

Beschreibung: Bauchlage auf dem Pezziball, die Beine sind gestreckt, die Füße haben Bodenkontakt, der Körper ist vollständig gestreckt, die Arme zeigen lang nach hinten in Verlängerung der Körperseitlinie. Ganzkörperspannung aufbauen. Nun soll versucht werden, eine ganze Drehung um die Körperlängsachse auszuführen, sowohl nach links als auch nach rechts.

Hinweis: Zunächst eine halbe Drehung ausführen, um dann in Rückenlage eine sichere Gleichgewichtsposition zu finden, bevor man weiterrollt.

Variation: Veränderung der Armhaltung; mehrere Rollen hintereinander.

Wirkungsweise: Gleichgewichtsschulung, Verbesserung der Koordination.

Fehler: Häufiger Gleichgewichtsverlust durch zu schnelle, hastige Bewegungen.
Korrektur: Langsam und kontrolliert bewegen, auf die Reaktion des Balles achten.

Anzahl der Wiederholungen: 8-10 Drehungen zu jeder Seite

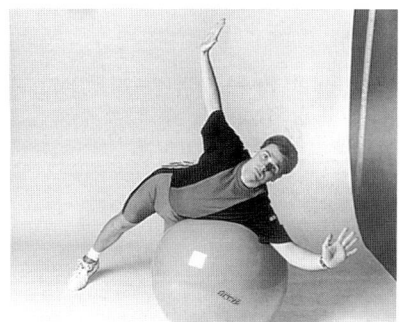

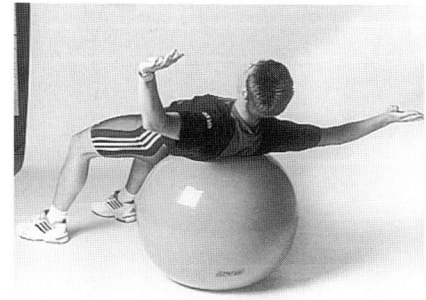

Übung 56: Körperdrehung mit Handstütz

Beschreibung: Zur Übungsbeschreibung vergleiche Übung 55 mit der Veränderung, daß nicht die Füße Bodenkontakt haben, sondern die Hände am Boden aufgestützt sind.

Hinweis: Wesentlich anspruchsvoller als Übung 55.
Zunächst durch Ausprobieren eine geeignete Körperauflage auf dem Ball finden, so daß man über das größtmögliche Gleichgewichtsverhalten verfügt.

Wirkungsweise: Gleichgewichtsschulung, Verbesserung der Koordination.

Fehler: Zu frühes Lösen der Hände vom Boden.
Korrektur: Beginnen Sie zur Körperdrehung mit den Beinen und bringen diese bereits durch eine halbe Drehung auf die Körperrückseite, bevor Sie über eine gezielte und langsame Drehung des Rumpfes und schließlich des Schultergürtels und der Arme die Bewegung vollenden.

Anzahl der Wiederholungen: 8-10 Drehungen zu jeder Seite

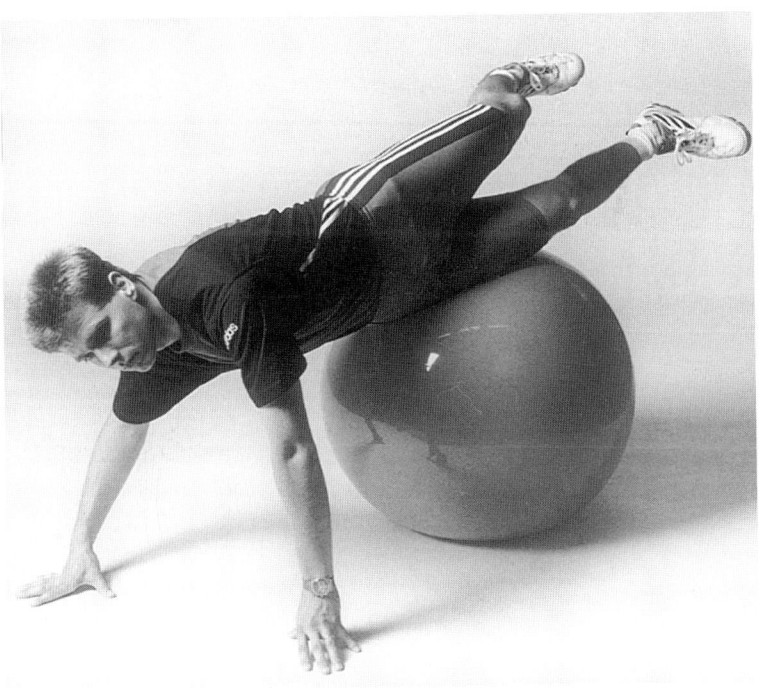

Übung 57: Schiefe Ebene

Beschreibung: Aufrechter Stand: Füße sind hüftbreit auseinander und zeigen leicht nach außen, Knie locker, Beckenkippung (physiologische Lendenlordose), Brustkorbhebung, Halswirbelsäulenstreckung, Blick geradeaus. Den Ball mit beiden Händen seitlich fassen und in Bauchhöhe vor dem Körper halten. Nun eine rückengerechte Beugestellung einnehmen: Beugen der Knie, Beugung der Hüfte, Oberkörper bleibt gerade und aufrecht, Kopf bleibt in Verlängerung der Wirbelsäule. Ball hochführen und im Nacken ablegen, den Ball loslassen und mit beiden Händen hinter dem Rücken wieder auffangen, ohne daß der Ball den Boden berührt.

Variation: Schrittstellung anstelle eines parallelen Standes.

Wirkungsweise: Verbesserung der Koordination, Schulung von Alltagsbewegungen.

Fehler: Der Oberkörper ist zu senkrecht, Ball rollt nicht den Rücken herunter.
Korrektur: Die Beugung im Hüftgelenk erhöhen.
Fehler: Rücken ist gebeugt.
Korrektur: Schulterblätter aktiv nach hinten unten ziehen, Vorstellung: Brustbein soll lang werden, Brustkorb soll sich öffnen; im Spiegel betrachten.

Anzahl der Wiederholungen: 10-15

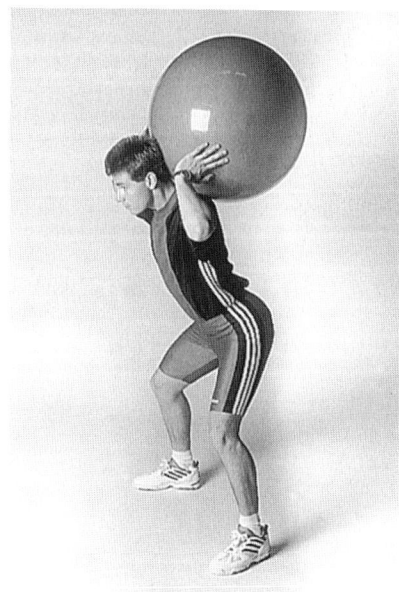 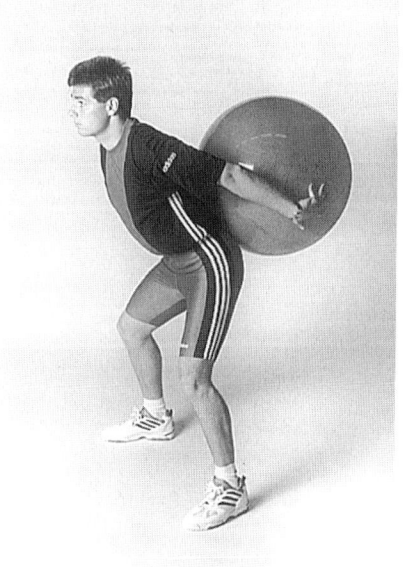

Übung 58: Ballkreisen

Beschreibung: Aufrechter Stand mit anschließend rückengerechter Beugestellung und schulterbreiter Fußstellung (vergleiche Übung 57). Den Ball auf dem Boden ablegen und ihn zunächst um das rechte Bein, dann um das linke Bein in Kreisen rollen. Dabei soll der Rücken weiterhin gerade bleiben und das Gefühl für einen sicheren Stand auf beiden Beinen erzeugt werden.

Variation: Kreise um beide Beine; prellen um beide Beine; Augen schließen.

Wirkungsweise: Schulung der koordinativen Fähigkeiten, Kräftigung der Bein-muskulatur und der Rückenmuskulatur, Verbesserung von Alltagsbewegungen.

Fehler: Die Oberkörperspannung wird aufgegeben.
Korrektur: Schulterblätter aktiv nach hinten unten ziehen.

Dauer: 3mal 1 Minute

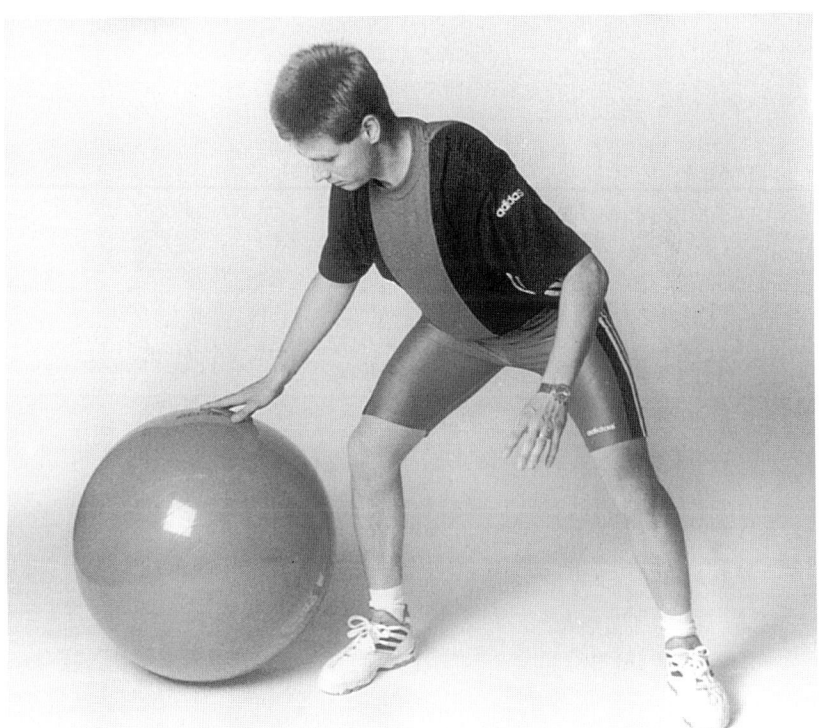

Übung 59: Applaus

Beschreibung: Aufrechter Stand. Den Pezziball mit beiden Händen in Bauchhöhe vor dem Körper halten. Den Ball hochwerfen (dabei Beine beugen). Während der Ball in der Luft ist, so oft wie möglich versuchen, in die Hände zu klatschen. Den Ball wieder auffangen.

Variation: Den Ball einmal aufprellen lassen, den Ball hinter dem Rücken fangen, den Ball aus der Rückenlage auf dem Boden hochwerfen.

Wirkungsweise: Verbesserung der Koordination.

Fehler: Abwurf mit gestreckten und durchgedrückten Beinen.
Korrektur: Ausholbewegung mit Beugung der Knie und leichter Beugung in der Hüfte.
Fehler: Ball landet weit vor oder hinter dem Körper und kann daher nicht gefangen werden.
Korrektur: Bei stabilem Oberkörper die Schwungrichtung der Arme nach oben führen, nicht nach vorn oder nach hinten.

Anzahl der Wiederholungen: 10

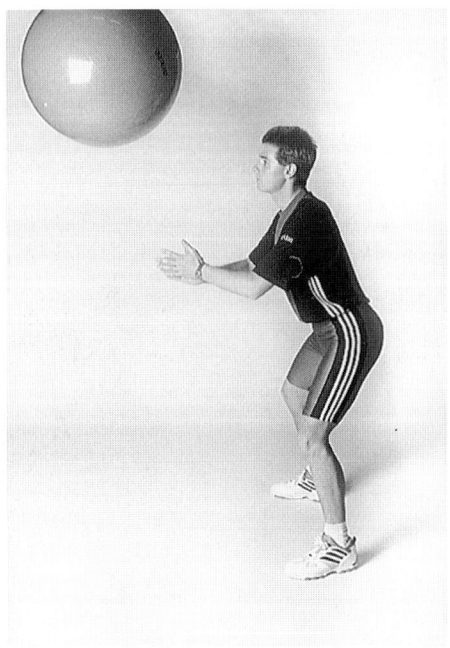

Übung 60: Prellen

Beschreibung: Aufrechter Stand. Nun eine leichte Beugestellung des Körpers einnehmen. Mit zwei Pezzibällen gleichzeitig prellen, wobei die Prellbewegung eine Ganzkörperbewegung ist (Fuß-, Knie-, Hüft-, Ellenbogen- und Handgelenke beugen und strecken sich gleichmäßig und rhythmisch).

Hinweis: Zwei Pezzibälle für einen Übenden.

Variation: Gegengleiches Prellen, im Gehen oder Laufen prellen; während der Prellbewegung des Balles eine ganze Körperdrehung ausführen.

Wirkungsweise: Schulung der koordinativen Fähigkeiten.

Fehler: Das gleichzeitige Prellen zweier Bälle gelingt nicht.
Korrektur: Zunächst mit einem Ball den Prellvorgang sowohl mit der rechten als auch mit der linken Hand üben; dann beide Bälle aufnehmen, gleichzeitig fallen lassen und versuchen, in eine rythmische Prellbewegung einzusteigen.

Dauer: 1 Minute

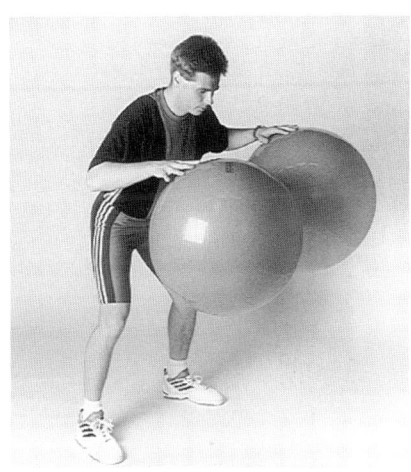
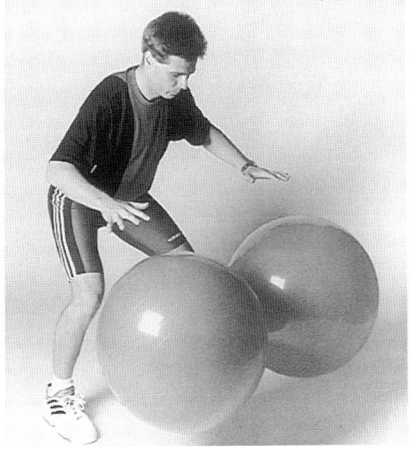

Übung 61: Hampelmann

Beschreibung: Aufrechter Sitz auf dem Pezziball: Fußstellung, Beckenkippung, Brustkorbhebung, Halswirbelsäulenstreckung. Wippen. Dabei den Oberkörper stabilisieren, die aufrechte Sitzposition ständig unverändert beibehalten. Zusätzliche Bewegungen:
a. Hampelmann: Beine seitlich strecken und beugen, gleichzeitig die Arme seitlich über dem Kopf zusammenführen und wieder fallen lassen,
b. Überkreuzkoordination: Ellenbogenspitze berührt gegengleiches Knie,
c. seitlich auf den Ball schlagen im Rhythmus der Wippbewegung.

Hinweis: Die Fähigkeit der Rumpfstabilisation während der Wippbewegung muß vorhanden sein.

Wirkungsweise: Verbesserung der Koordination, Kraftschulung der Beinmuskulatur, Stabilisierung des Rumpfes.

Fehler: Oberkörper fällt in sich zusammen.
Korrektur: Schulterblätter nach hinten unten ziehen, Spannung in der Rumpf- und Gesäßmuskulatur erhöhen, Vorstellung: das Brustbein wird an einem Faden nach vorne oben gezogen.

Dauer: 1 Minute

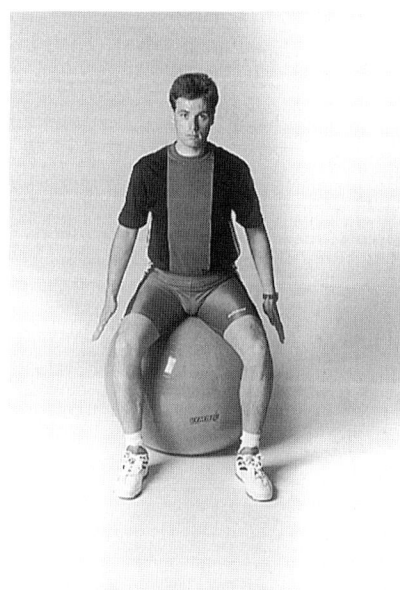 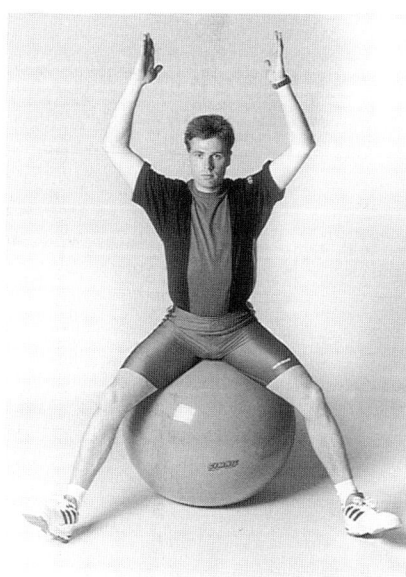

Übung 62: Balancieren im Vierfüßlerstand auf dem Ball

Beschreibung: In Bauchlage auf den Ball legen und soweit mit gestrecktem Körper auf den stützenden Armen und Händen vorrollen, bis die Unterschenkel zur Ballauflage dienen. Nun die Beine beugen, den Ball unter den Körper ziehen, langsam die Hände vom Boden lösen und mit ihnen am Ball hochklettern, während sich die Füße am Ball festklammern. Gegebenenfalls können jetzt die Knie noch ein wenig nach hinten geschoben werden, so daß es zum Vierfüßlerstand kommt.
Soll diese Position aufgelöst werden, verlagert man den Körperschwerpunkt lediglich bewußt nach hinten, die Füße kommen auf den Boden, man gelangt zum aufrechten Stand.

Hinweis: Hilfestellung! Es ist ratsam, bei Anfängern immer mit Hilfestellung zu arbeiten. Diese steht entweder hinter dem Übenden, um am Beckenkammknochen unterstützend zu halten, oder vor dem Übenden, um unterhalb der Achseln durchgreifen zu können. Damit soll ein Nachvornefallen des Übenden verhindert werden.
Die Ballgröße muß auf den Übenden abgestimmt sein.

Variation: Bei Fortgeschrittenen: Sich im Vierfüßlerstand auf dem Ball fortbewegen.

Wirkungsweise: Schulung der Gleichgewichtsfähigkeit.

Dauer: Insgesamt 2 Minuten

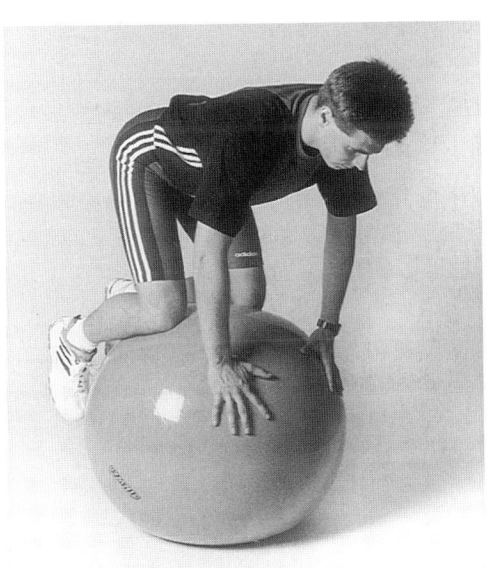

Übung 63: Balancieren im Kniestand auf dem Ball

Beschreibung: Ausgangsstellung ist der Vierfüßlerstand auf dem Ball, wie in Übung 54 beschrieben. Um in den Kniestand zu gelangen, lösen sich allmählich die Hände vom Ball, und es kommt zur Streckung in den Knie- und Hüftgelenken. Das Becken wird nach vorne geschoben, die Arme balancieren die Position seitlich neben dem Körper aus.

Hinweis: Hilfestellung, falls erforderlich! Vorausetzung für diese Übung ist ein sicheres Gleichgewicht im Vierfüßlerstand auf dem Ball.

Variation: Leichtes vor- und zurückrollen auf dem Ball, wippen.

Wirkungsweise: Schulung der Gleichgewichtsfähigkeit.

Fehler: Gleichgewicht wird nicht gefunden.
Korrektur: Keine schnellen und überhasteten Bewegungen, Ausprobieren und Finden des optimalen Gleichgewichtes durch ständige Körpergewichtsverlagerung, sensibel auf die Reaktion des Balles achten.

Dauer: insgesamt 2 Minuten

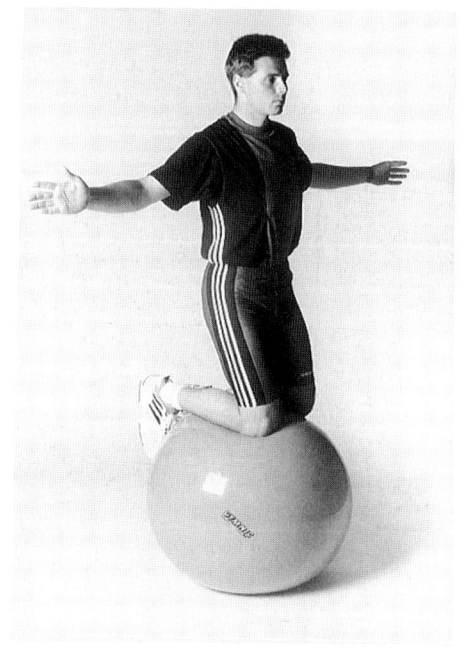

VIII Ergänzende Vorschläge zum Üben und Trainieren

In diesem Abschnitt werden ergänzende Spiele und Übungen zum Training und zur Gymnastik mit dem Pezziball angeboten. Wie diese Bewegungsbeispiele in das Gymnastikprogramm oder die Trainingseinheit eingearbeitet werden sollten, ist im Punkt VI.2 nachzulesen.

1 Spielformen

1.1 Bewegungsspiele

Spiel 64: Krebsgang

Beschreibung: Die Fortbewegung erfolgt rücklings im Vierfüßlergang, wobei auf dem Bauch der Ball liegt, der bei der Bewegung nicht herunterfallen darf.

Hinweis: Spielbar als Geschicklichkeitsübung, zur Streckenüberwindung oder in Staffelform.

Variation: Änderung der Fortbewegungsart:
a. Vorwärts / rückwärts, seitwärts, schnell / langsam;
b. auf den Fußballen gehen.

Wirkungsweise: Kräftigung der Stützmuskulatur im Arm-Schulter-Brust-Bereich sowie der Rückenmuskulatur, Kräftigung der Beinmuskulatur, Schulung der Koordination.

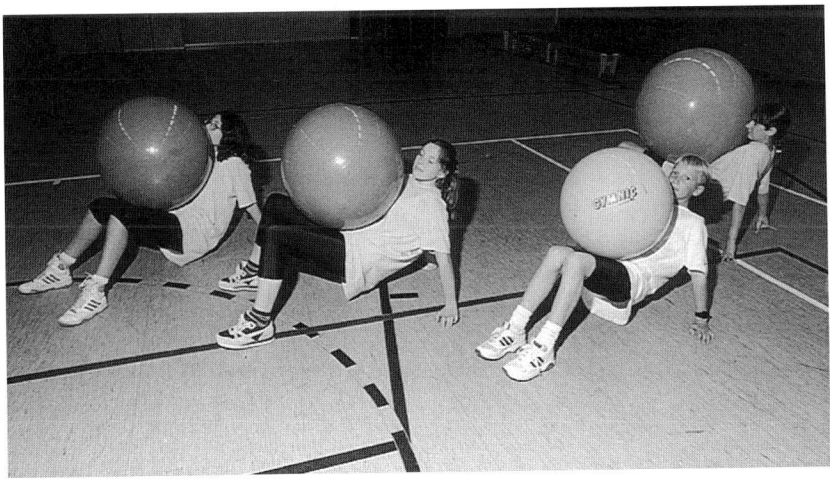

Spiel 65: Hüpfball

Beschreibung: In aufrechter Körperhaltung auf den Pezziball setzen und den Oberkörper stabilisieren. Das Brustbein zieht schräg nach vorne oben, die Rumpfmuskulatur ist angespannt, die Halswirbelsäule ist gestreckt. Sich hüpfend fortbewegen:

a. Die Arme seitlich hinter den Körper führen, die Hände an den Ball, beim Abdruck vom Boden und beim Abheben des Gesäßes vom Ball diesen mit den Händen nachrollen.

b. Die Hände fassen seitlich an den Ball oder nehmen seitlich Schwung, während die Füße und Beine den Ball fest umklammern und ihn in der Flugphase an den Körper drücken.

Hinweis: Nur spielbar, wenn die Übenden in der Lage sind, den Oberkörper zu stabilisieren!
Spielbar zur Streckenüberwindung oder in Staffelform, gegebenenfalls mit zusätzlichen Geschicklichkeitsübungen.

Wirkungsweise: Stabilisation des Oberkörpers, Kräftigung der Rumpfmuskulatur, Koordinationsverbesserung.

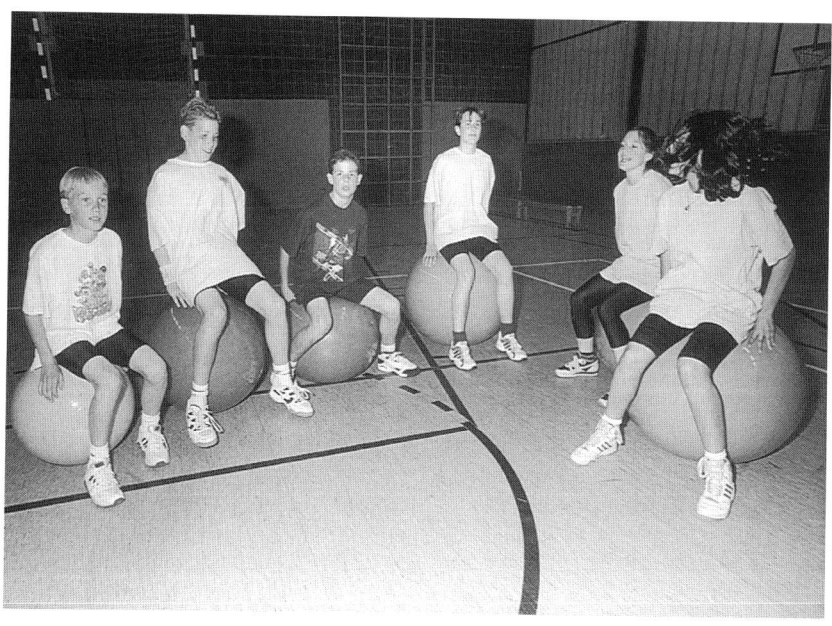

1.2 Staffelspiele

Spiel 66: Transportstaffel

Beschreibung: Es wird partnerweise mit zwei Pezzibällen geübt. Die beiden Pezzibälle hintereinander auf den Boden legen, ohne daß sich diese berühren. P_1 legt sich in Bauchlage über die beiden Bälle und rollt seinen Körper soweit nach vorne, bis seine Unterschenkel auf dem vorderen Ball zum Liegen kommen und der hintere Ball frei wird. P_2 nimmt nun den hinteren Ball und legt ihn anschließend vor den anderen, das heißt unter den Oberkörper von P_1. P_1 rollt nun wieder nach vorne. Fortlaufende Übung.

Hinweis: P_1 muß seinen Körper beim Rollen über die Bälle stabilisieren, indem er die gesamte Rumpf-, Gesäß- und Beinmuskulatur anspannt. Eine Körperlage mit ausgeprägter Hohlkreuzhaltung ist zu vermeiden, der Körper sollte gestreckt sein.

Variation: Diese Spielform kann auch mit drei Übenden und drei Bällen durchgeführt werden. P_1 rollt über die Bälle, P_2 steht hinten und wirft P_3, der vorne steht, die Bälle zu, damit dieser sie wieder zum Weiterrollen hinlegen kann.

Wirkungsweise: Ganzkörperkräftigung, Stabilisation des Oberkörpers, Schulung der Gleichgewichtsfähigkeit, Verbesserung der Koordination.

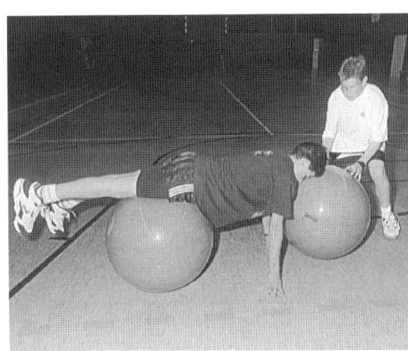

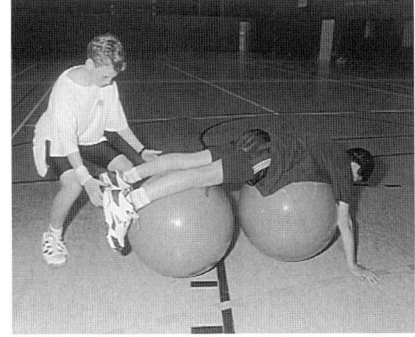

Spiel 67: Staffeln mit dem Pezziball

Beschreibung: Entweder finden sich die Übenden zu einer Gruppe zusammen oder es spielen zwei oder mehrere Gruppen gegeneinander.
a. Die Gruppe steht hintereinander. Der Ball wird beispielsweise über den Kopf nach hinten / vorne weitergegeben, wobei der letzte entsprechend zum Anfang der Reihe läuft und der Ball somit erneut durchgegeben wird; der Ball wird seitlich durchgereicht, in der Form von Achten oder durch die Beine weitergegeben.
b. Die Gruppe steht hintereinander, wobei der erste der Reihe immer mittels einer Bewegungsart eine vorgegebene Strecke überwinden muß und sich anschließend wieder hinten anstellt. Die Staffel ist fortlaufend, bis jeder an der Reihe gewesen ist. Die Bewegungsart kann Gehen, Laufen, Kriechen u.a. sein und vorwärts, rückwärts, seitwärts ausgeführt werden. Zusätzliche Bewegungen mit dem Ball sind beispielsweise Werfen und Fangen, Prellen, Rollen. Die zurückzulegende Strecke wird markiert. Gegebenenfalls wird sie mit Hindernissen erweitert.

Wirkungsweise: Verbesserung der Koordination, Verbesserung der Beweglichkeit.

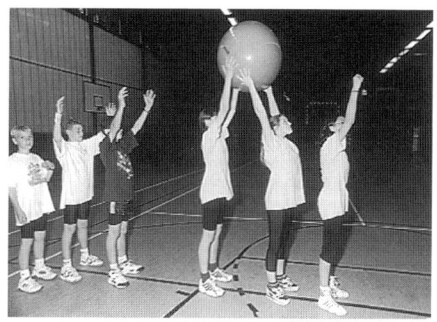

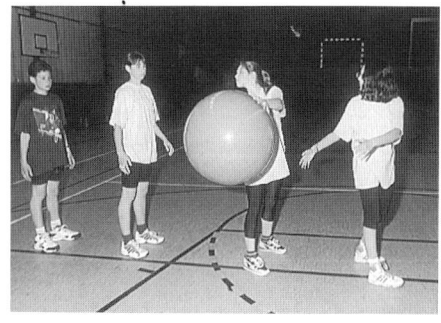

1.3 Gruppenspiele

Spiel 68: Tigerball

Beschreibung: Kreisformation der Mitspieler, ein "Tiger" befindet sich in der Kreismitte. Er versucht nun, den fliegenden oder rollenden Ball abzufangen. Ist dem Tiger das gelungen, wird der Mitspieler zum neuen Tiger, der den Ball zuletzt geworfen oder gerollt hat.

Variation: Wechsel der Körperposition wie beispielsweise im Sitzen spielen; gegebenenfalls einen Schwerpunkt auf rückengerechtes Verhalten legen: Bewegung mit aufrechtem Rücken, Aufmerksamkeit auf "richtiges" Bücken beim Rollen lenken, Bewegungsfluß erzeugen und Dynamik adäquat einsetzen.

Wirkungsweise: Schulung koordinativer Fähigkeiten, Schulung von rückengerechtem Alltagsverhalten.

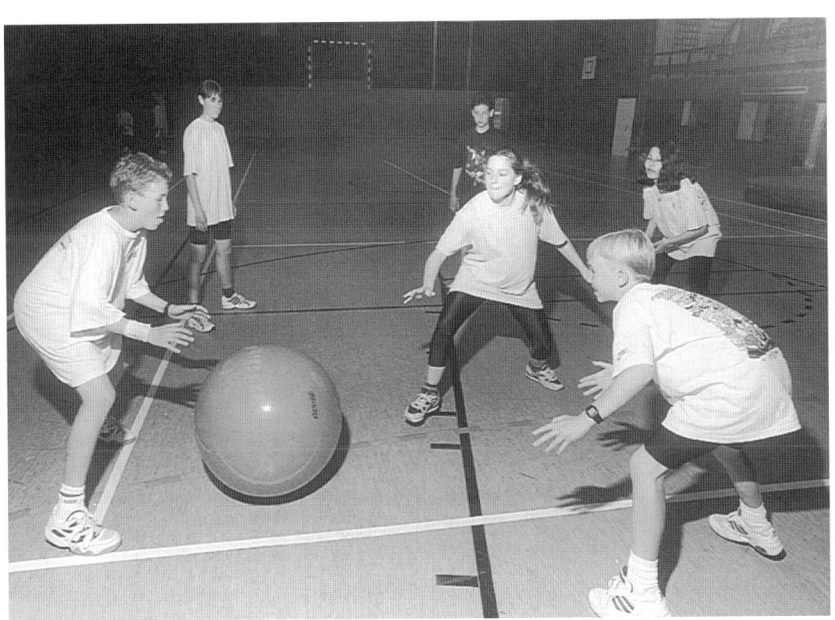

Spiel 69: Zauberwald

Beschreibung: Fangspiel. Ein oder mehrere Fänger (je nach Spieleranzahl) versuchen mit Softbällen, Mitspieler abzuwerfen. Sind diese getroffen, werden sie verzaubert und bleiben bewegungslos wie ein Baum auf der Stelle stehen, grätschen die Beine und halten die Arme seitlich gestreckt neben dem Körper. Als Zauberkugeln liegen einige Pezzibälle umher. Ein Spieler kann nun seinen Mitspieler vom Zauber des Baumes erlösen, wenn er ihm einen Pezziball durch die Beine rollt.

Wirkungsweise: Koordinationsschulung, Verbesserung der allgemeinen Ausdauer, Förderung des sozialen Miteinanders.

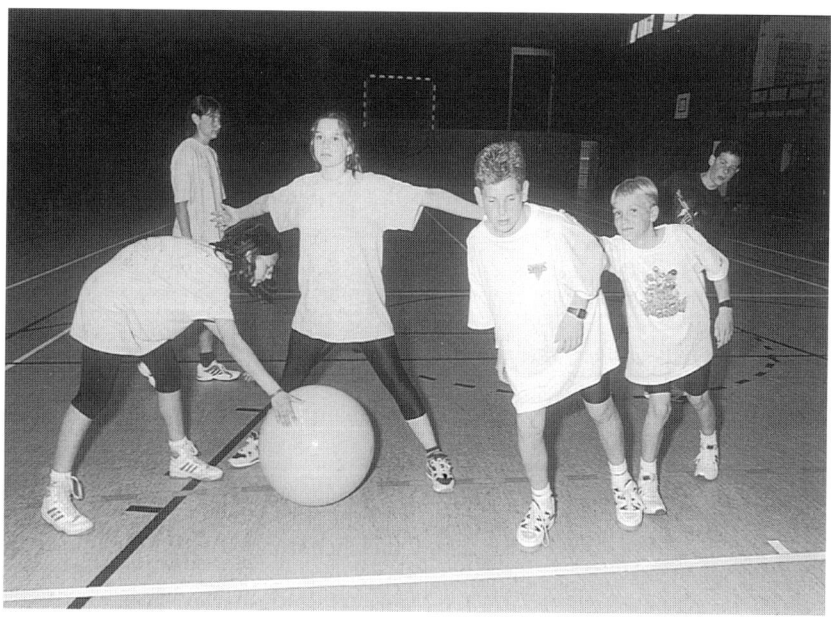

Spiel 70: Sitzfußball

Beschreibung: Zwei Mannschaften versuchen, gegeneinander den Ball im Sitzen oder im Krebsgang an die gegenüberliegende Spielfeldseite oder ins Tor (Hütchen) zu treiben. Der Ball darf nur mit den Füßen gespielt werden.

Wirkungsweise: Koordinationsschulung, Kräftigung der Stützmuskulatur im Arm-Schulter-Brust-Bereich sowie der Rückenmuskulatur, Kräftigung der Beinmuskulatur, Verbesserung der allgemeinen Ausdauer.

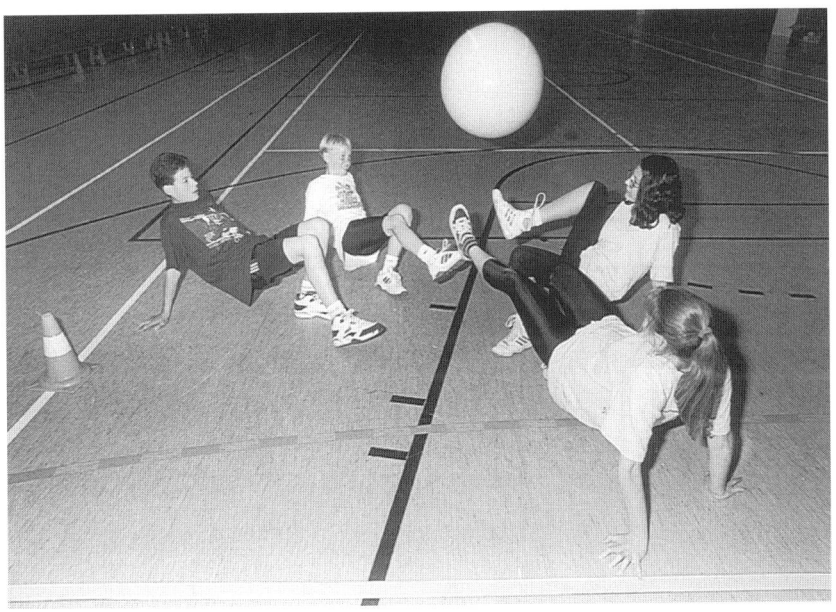

2 Entspannungsübungen

2.1 Einzelübungen

Übung 71: Entspannungslage

Beschreibung: In Rückenlage auf den Boden legen, Arme seitlich neben den Körper ablegen, Handflächen nach oben. Die Beine im 90°-Winkel gebeugt auf dem Ball ablegen, der nahe beim Körper liegt. Ruhig und gleichmäßig atmen, die Gedanken frei ziehen lassen, in den Körper hineinhören.

Hinweis: Bei ausgeprägtem Hohlkreuz ein Kissen zum Ausgleich unter die Lendenwirbelsäule legen. Gegebenenfalls ist auch ein flaches Kissen unter dem Kopf oder die Verwendung einer Nackenrolle ratsam.

Variation: Die Beine langsam und rhythmisch strecken und wieder anziehen beziehungsweise nach links oder rechts bewegen. Arme in gebeugter Stellung hinter oder neben dem Kopf ablegen. (Meditativer) Musikeinsatz!

Wirkungsweise: Förderung der allgemeinen körperlichen Entspannung, aktive Regeneration des Körpers, Entlastung und verstärkte Versorgung der Bandscheiben, Verbesserung der Streckfähigkeit der Wirbelsäule, freie Atmung.

Dauer: 5-10 Minuten

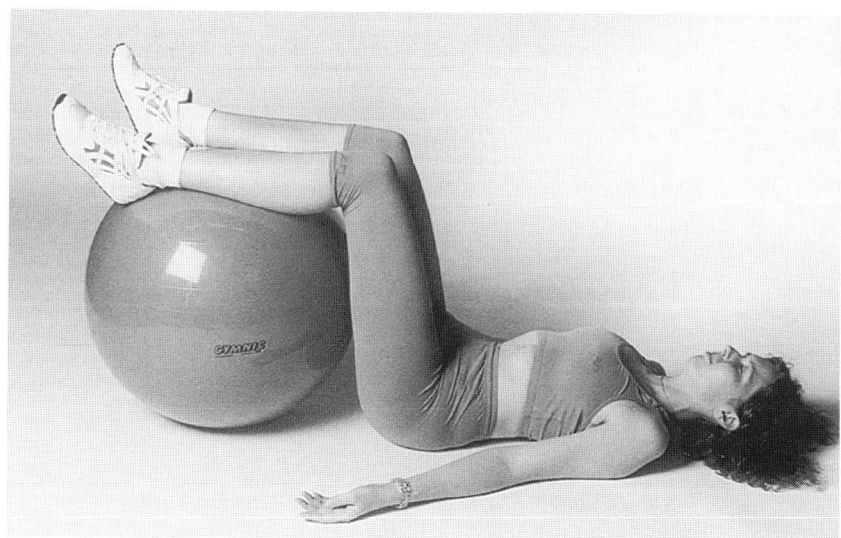

Übung 72: Flitzebogen

Beschreibung: In Bauchlage entspannt über den Ball legen.
a. Den gesamten Körper über den Ball hängen lassen, das Körpergewicht vollständig abgeben.
b. Kinn, Arme, Schultern, Oberschenkel, Knie kräftig an den Ball drücken, dabei eine intensive Körperspannung aufbauen, halten, anschließend den Körper entspannen und locker über den Ball hängen; mehrere Wiederholungen.
c. Leichte Roll- oder Wippbewegungen über dem Ball.

Hinweis: Atmung ruhig und gleichmäßig weiterführen, tiefe Bauchatmung durchführen, Vorstellung: "Ich atme in den Bauch hinein".

Wirkungsweise: Entspannung der Rückenmuskulatur, Dehnung der Rückenmuskulatur.

Dauer: 5 Minuten

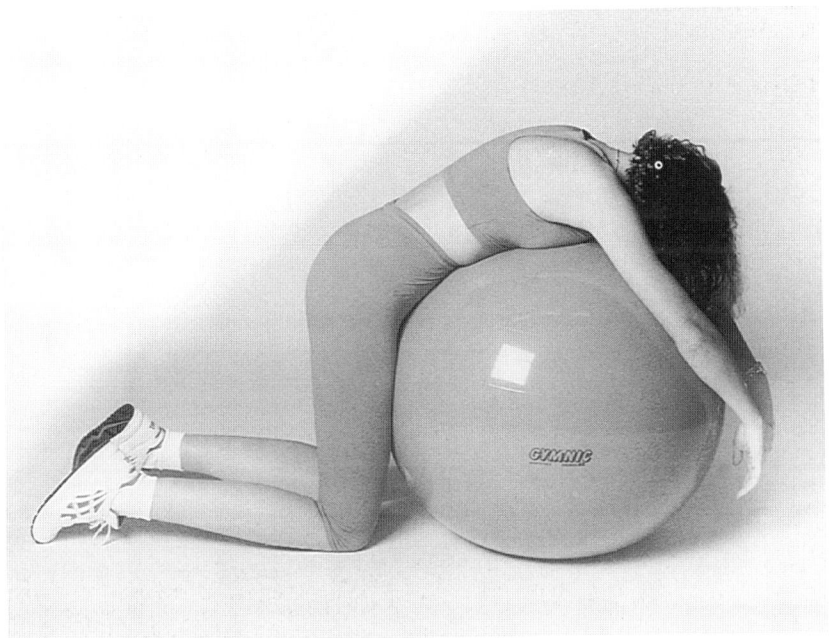

Übung 73: Bogenentspannung

Beschreibung: In Rückenlage über den Pezziball legen und dabei entspannen. Zusätzlich können leichte Rollbewegungen oder Wippbewegungen den Entspannungszustand verstärken.

Wirkungsweise: Entspannung der Rumpfmuskulatur, Verbesserung der Streckfähigkeit der Wirbelsäule, Dehnung der Bauch- und Brustmuskulatur.

Dauer: 1 Minute

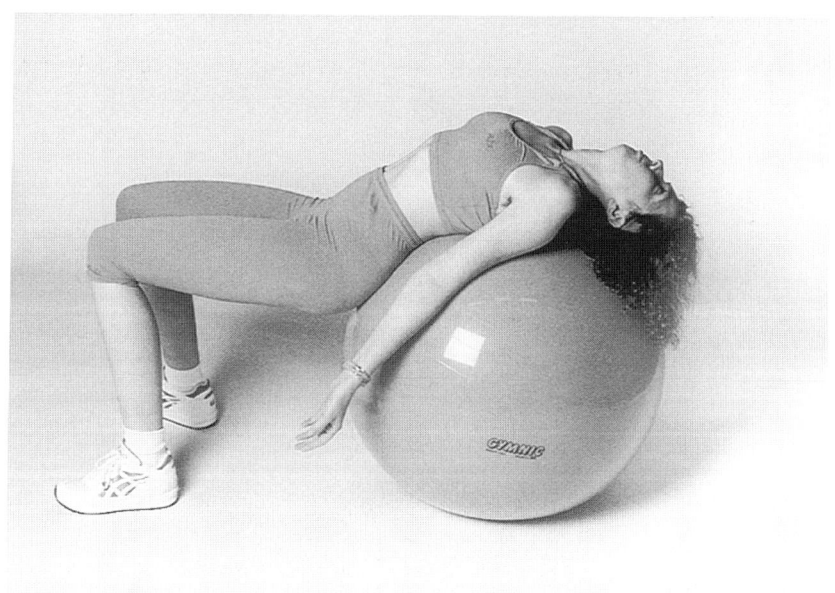

2.2 Partnerübungen

Übung 74: Rollmassage

Beschreibung: P$_1$ legt sich in Bauchlage auf den Boden und nimmt dabei eine möglichst bequeme und entspannte Körperposition ein, in der er seinen Körper nahezu vollständig an die Unterlage abgegeben hat. Gegebenenfalls legt er Arme und Beine "weit vom Körperrumpf entfernt" ab und schließt dabei die Augen, um die kommende Reaktion seines Körpers auf die Übung umfangreich wahrnehmen zu können. P$_2$ rollt nun mit dem Pezziball alle Körperbereiche von P$_1$ ab. Dabei können bestimmte Stellen intensiver abgerollt werden als andere, und der Druck des Rollens kann variiert werden. Partnerwechsel!

Hinweis: Die Partner sollten untereinander kommunizieren, damit die Rollmassage effektiv und wohltuend erfolgt. Beispielsweise können somit Druckstellen und Druckintensität partnergerecht reguliert werden.
Erstes Prinzip dabei: Die Übung sollte angenehm sein und entspannend wirken.

Wirkungsweise: Förderung der Entspannungsfähigkeit, allgemeine physische und psychische Entspannung.

Dauer: 3 Minuten pro Übenden

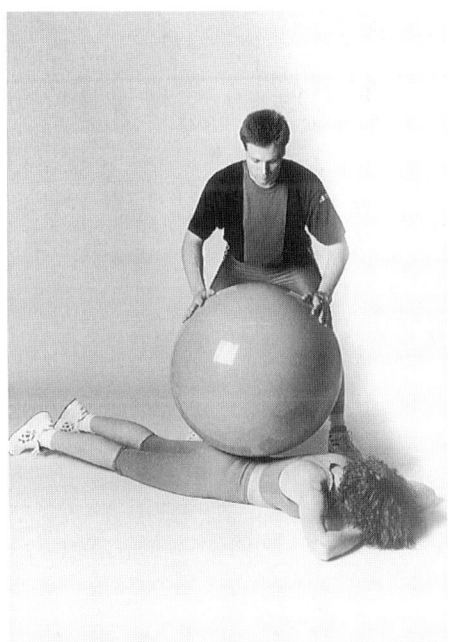

IX Der Pezziball als Sitzgelegenheit
- Übungen zum Ausgleich und für zwischendurch

**Aktiv sitzend am Arbeitsplatz Schreibtisch:
Mens sana in corpore sano.**

❍ *Wie kann es gelingen, Aktivität und Bewegung in den sitzenden Arbeitsplatz Schreibtisch zu bringen?*
Neben den vielen Empfehlungen zur Variation der Sitzposition als solche gibt es immer die Möglichkeit, seine Arbeit für einige wenige Minuten zu unterbrechen, um sich zu gymnastischen Übungen Zeit zu nehmen. Sie brauchen und sollen dabei nicht ein vollständiges Übungsprogramm mit dem Pezziball durchführen. Bereits wenige Übungen reichen in der Regel aus, um einseitig belastete Muskeln zu lockern oder zu dehnen beziehungsweise um durch einen Kontrast der Anspannung und Entspannung von Muskulatur ein angenehmes und wohltuendes Körpergefühl zu erzeugen.

❍ *Kurze Pausen fördern den Arbeitsprozeß*
Untersuchungen und Erfahrungsberichte zeigen, daß der Mensch in der Regel bei intensiver geistiger Arbeit nach jeweils einer Stunde eine Pause benötigt. Hier sind meist nur fünf Minuten ausreichend. Nimmt er sich jedoch diese Zeit nicht in der Form, daß er tatsächlich seine Arbeit unterbricht, dann wird er zwangsläufig unbewußt seine Pause während der Weiterarbeit nehmen müssen, die sich dann in - wenn auch nur kurzzeitig - unproduktiver Arbeit und letztlich in verlorener Zeit äußert. Der Körper verlangt Pausen und fordert sie auch bedingungslos ein.
Die nachfolgenden Übungen sollen speziell für den Ausgleich zur Schreibtischarbeit stehen. Zusätzlich können auch alle bisher beschriebenen Übungen mit einbezogen werden, dabei insbesondere die Übungen zur Eingewöhnung und zur Verbesserung der Koordination.

Übung 75: Recken und Strecken

Beschreibung: Aufrechter Sitz auf dem Pezziball. Achsengerechte Bein- und Fußstellung einnehmen, die Beine beschreiben einen Sektor, Beckenkippung, Brustkorbhebung und Strecken der Halswirbelsäule. Die Schultern liegen locker auf dem Schultergürtel. Nun die Arme im Wechsel in Verlängerung der Körperseitlinie nach oben strecken und wieder beugen. Die Handflächen zeigen nach vorne.

Hinweis: Möglichst oft das Dauersitzen am Schreibtisch durch Bewegung unterbrechen.

Variation: Sich intensiv recken und strecken. Dabei bewußt den Kontrast von muskulärer Anspannung und Entspannung wahrnehmen.

Wirkungsweise: Mobilisation der Schulter, Verbesserung der Streckfähigkeit der Brustwirbelsäule, Entspannung.

Dauer: 1 Minute

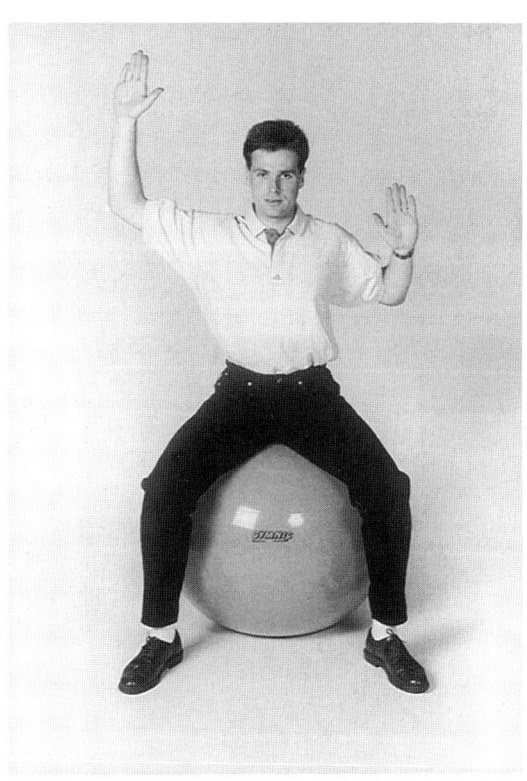

Übung 76: Schultern fallen lassen

Beschreibung: Aufrechter Sitz auf dem Ball. Die Wirbelsäule ist aufgerichtet, der Blick richtet sich geradeaus, parallel zum Boden. Die Arme fassen kurz, das heißt, die Hände liegen locker auf dem Schultergelenk auf. Nun tief einatmen. Dabei werden die Oberarme hochgeführt, so daß sie parallel zum Boden gehalten werden. Beim anschließenden langen und kräftigen Ausatmen die Arme nach unten fallen lassen und insgesamt möglichst viel Körperspannung aufgeben. Der Körper sinkt ineinander zusammen. Nun wieder unter gleichmäßiger und ruhiger Atmung Wirbel für Wirbel aufrichten und zum aufrechten Sitz auf dem Ball kommen. Fortlaufend wiederholen.

Variation: Im aufrechten Sitz bleiben; wechselweise die Schultern anheben und wieder fallen lassen, Schulterkreisen nach vorne, nach hinten, gegengleich.

Wirkungsweise: Mobilisation der Schultergelenke, Mobilisation der Wirbelsäule, Entspannung.

Anzahl der Wiederholungen: 5

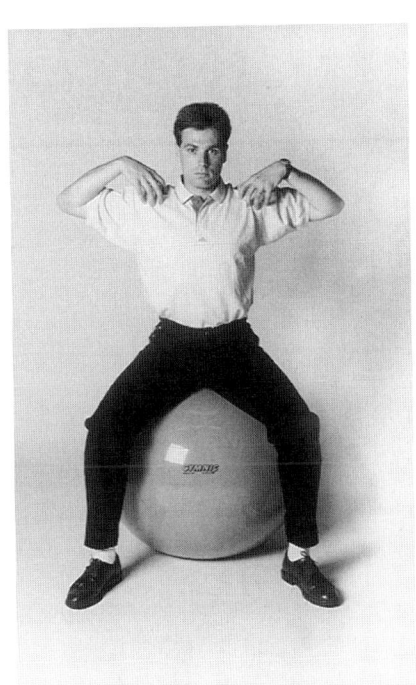 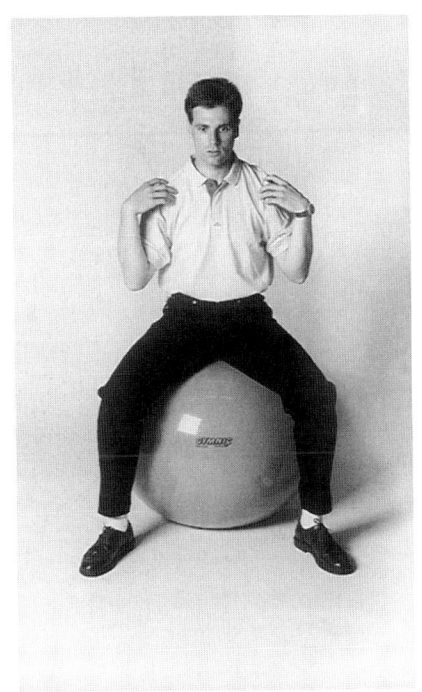

Übung 77: Federnder Sitzpositionswechsel

Beschreibung: Aufrechter Sitz auf dem Ball. Die Schultern liegen locker auf dem Schultergürtel auf, die Arme hängen seitlich neben dem Körper nach unten, die Wirbelsäule ist aufgerichtet, die Füße haben ganzflächig Bodenkontakt, die Beine beschreiben einen körperachsengerechten Sektor. Auf dem Ball wippen, dabei den Rumpf stabilisieren. Nun die Arme über die Schultergelenke in einem großen Kreis nach hinten aufdrehen. Die Schultern nun aktiv nach hinten unten ziehen, die Arme leicht beugen, die Handflächen zeigen dabei nach vorne. Gleichzeitig die Ferse maximal vom Boden lösen. Wippen. Den Rumpf weiterhin stabilisieren, gegebenenfalls die Spannung in der Bauch- und Gesäßmuskulatur erhöhen, um ein Ausweichen in eine Hohlkreuzposition zu verhindern. Die Position behalten. Anschließend wieder zum aufrechten Sitz zurückwechseln.

Wirkungsweise: Mobilisation der Schulter, Verbesserung der Streckfähigkeit der Wirbelsäule, Stabilisation des Rumpfes, Kräftigung der Wadenmuskulatur, Schulung der Bewegungskoordination.

Anzahl der Wiederholungen: 10 Positionswechsel, jeweils 5 Sekunden halten

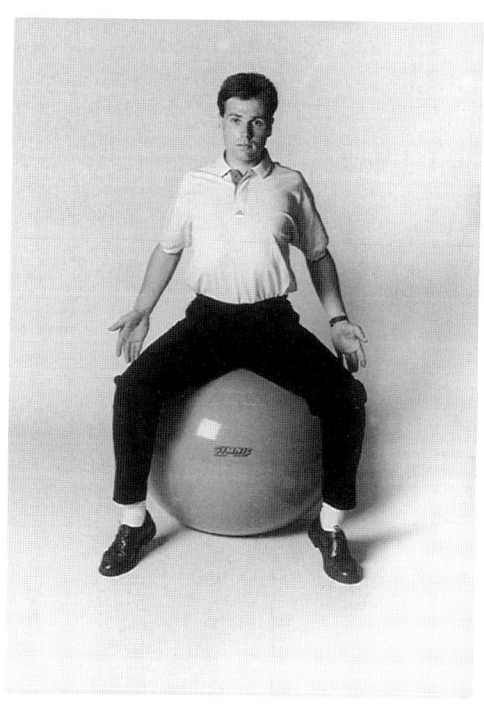

Übung 78: Hände falten

Beschreibung: Aufrechter Sitz auf dem Pezziball. Leichte Wippbewegungen durchführen. Die Füße haben ganzflächig Bodenkontakt. Nun das Wippen einstellen. Spannung in der Beinmuskulatur aufbauen, indem die Fersen zum Ball hin ziehen. Rumpfmuskulatur anspannen. Die Hände vor der Brust falten, die Handflächen üben gegeneinander Druck aus. Halten. Atmung! Die Schultern ziehen dabei nach hinten unten. Nun die Ganzkörperspannung wieder auflösen, die aufrechte Sitzposition beibehalten und mit leichten Wippbewegungen fortfahren.

Hinweis: Bewußt den Kontrast zwischen Körperanspannung und relativer Körperentspannung wahrnehmen.

Wirkungsweise: Kräftigung des Brust-Schulter-Arm-Bereiches, Stabilisation des Rumpfes, Ganzkörperanspannung; zusätzlicher Aspekt: Entspannungsgefühl beim aufrechten Sitzen.

Anzahl der Wiederholungen: 5mal 15-20 Sekunden halten

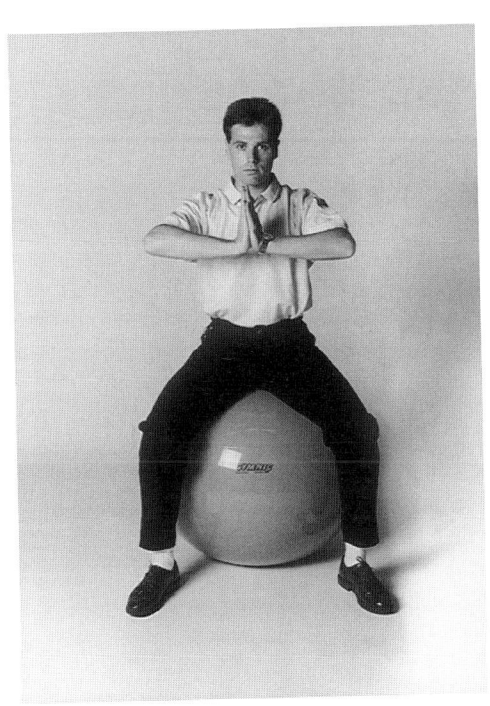

Übung 79: Hände hakeln

Beschreibung: Aufrechter Sitz auf dem Ball. Ausgangsstellung und Grundspannung wie in Übung 78. Jedoch mit den Händen vor der Brust in Schulterhöhe ineinandergreifen, mit den Händen gegeneinander Zug aufbauen, dabei die Schultern nach hinten unten ziehen. Halten. Atmung! Auflösen der Spannung, aufrechte Sitzposition beibehalten, rhythmisches Wippen.

Wirkungsweise: Kräftigung der Schulterblattmuskulatur, Kräftigung des Brust-Schulter-Arm-Bereiches, Stabilisation des Rumpfes, Ganzkörperanspannung; zusätzlicher Aspekt: Entspannungsgefühl beim aufrechten Sitzen.

Anzahl der Wiederholungen: 5mal 15-20 Sekunden halten

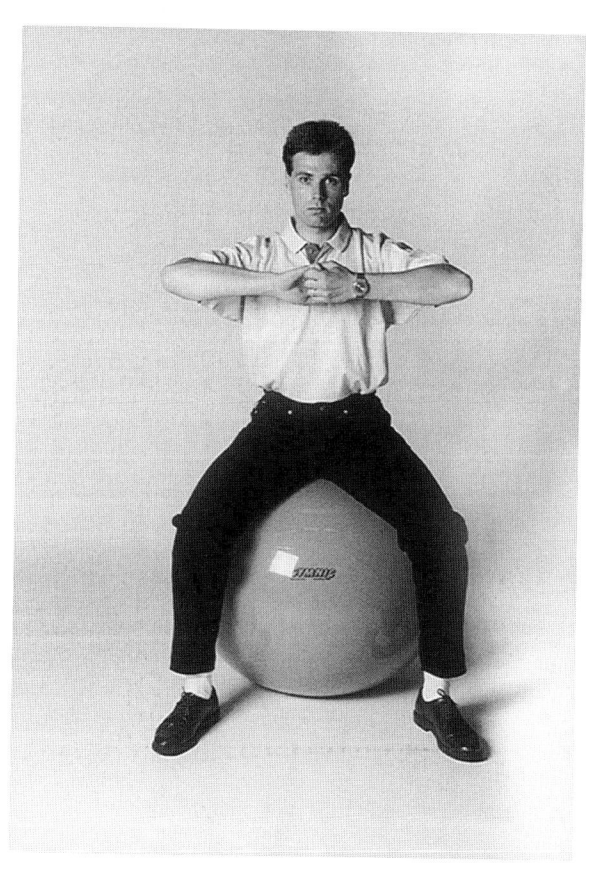

Übung 80: Dehnung der Hals- und Nackenmuskulatur

Beschreibung: Aufrechter Sitz auf dem Pezziball.
a. Den Kopf gerade langsam nach vorne fallen lassen und bei leicht geöffnetem Mund das Kinn in Richtung Brust ziehen. Die Dehnung nachspüren. Wenn Sie nun mit der linken Hand den oberen Nacken umfassen und mit der rechten Hand über den Kopf fassen, so daß beide Ellenbogen nach vorne zeigen, können Sie den Dehnreiz verstärken, indem Sie mit der rechten Hand den Kopf nach vorne ziehen.
b. Den Kopf über die Mitte führen, den Hals strecken und anschließend bei gestrecktem Hals den Kopf nach hinten oben in den Nacken führen. Den Mund dabei leicht öffnen.
Während der Dehnung sollte der gesamte Oberkörper aufrecht bleiben. Atmung!

Hinweis: Bei der Dehnung der Hals- und Nackenmuskulatur ist besondere Vorsicht und Sensibilität geboten, da dieser Bereich häufig durch starres Blicken auf den Schreibtisch muskulär verspannt ist. Daher spielt die Körperwahrnehmung während der Übung hier eine besonders wichtige Rolle!
Großräumiges Kopfkreisen vermeiden!

Wirkungsweise: Dehnung der vorderen und hinteren Hals- und Nackenmuskulatur; zusätzlicher Aspekt: Entspannung des Hals- und Nackenbereiches.

Anzahl der Wiederholungen: 2mal 20 Sekunden jede Körperseite

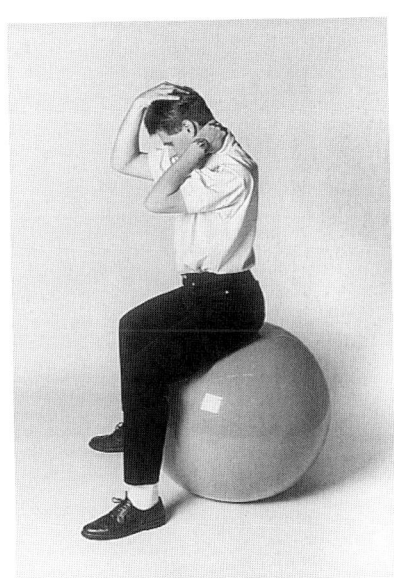 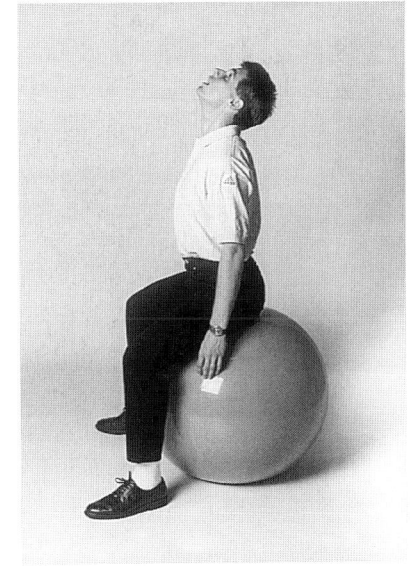

Übung 81: Dehnung der seitlichen Hals- und Nackenmuskulatur

Beschreibung: Aufrechter Sitz auf dem Pezziball. Die Arme hängen seitlich neben dem Körper, die Schultern liegen locker auf dem Schultergürtel auf. Den Blick geradeaus richten, die Halswirbelsäule strecken. Nun über oben den Kopf zur rechten Seite neigen, das heißt, das rechte Ohr bewegt sich zur rechten Schulter. Diese Seitneigung vollzieht sich ohne jede Drehung des Kopfes. Dehnung der linken seitlichen Halsmuskulatur. Halten. Atmung! Zur Verstärkung des Dehnreizes kann der linke Arm gestreckt mit abgeklapptem Handgelenk nach unten gezogen werden. Seitenwechsel.

Wirkungsweise: Dehnung der seitlichen Hals- und Nackenmuskulatur; zusätzlicher Aspekt: Entspannung des Hals- und Nackenbereiches.

Anzahl der Wiederholungen: 2mal 20 Sekunden jede Körperseite

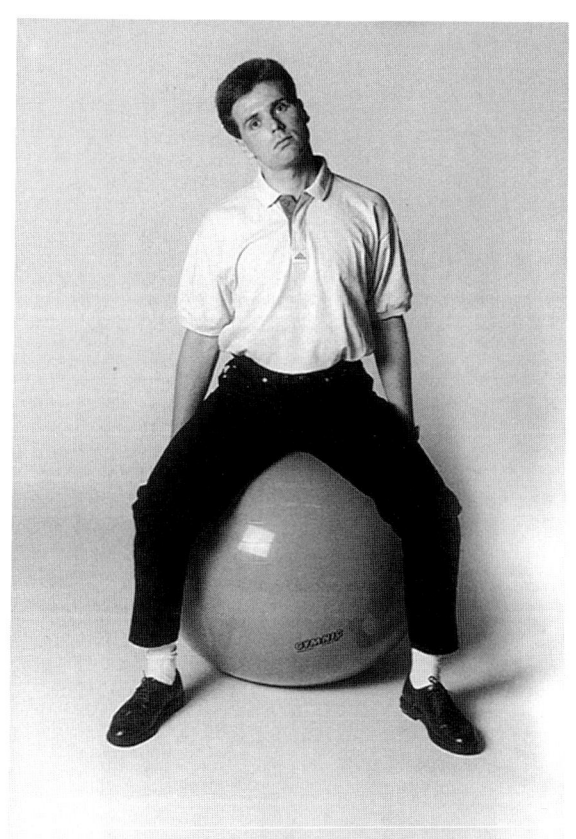

Übung 82: Dehnung der Armmuskulatur

Beschreibung: Aufrechter Sitz auf dem Pezziball. Den rechten Arm vom Körper nach vorn wegstrecken und nach außen drehen, so daß die Arminnenseite nach oben zeigt. Nun bei gestreckten Fingern der rechten Hand den Handrücken mit der linken Hand zum Körper hinziehen und den rechten Arm im Ellenbogengelenk vollständig strecken. Die Dehnung verstärken, indem die Finger der rechten Hand weiter an den Körper herangezogen werden. Halten. Seitenwechsel.

Wirkungsweise: Dehnung der Handgelenkbeuger.

Anzahl der Wiederholungen: 2mal 20 Sekunden jede Körperseite

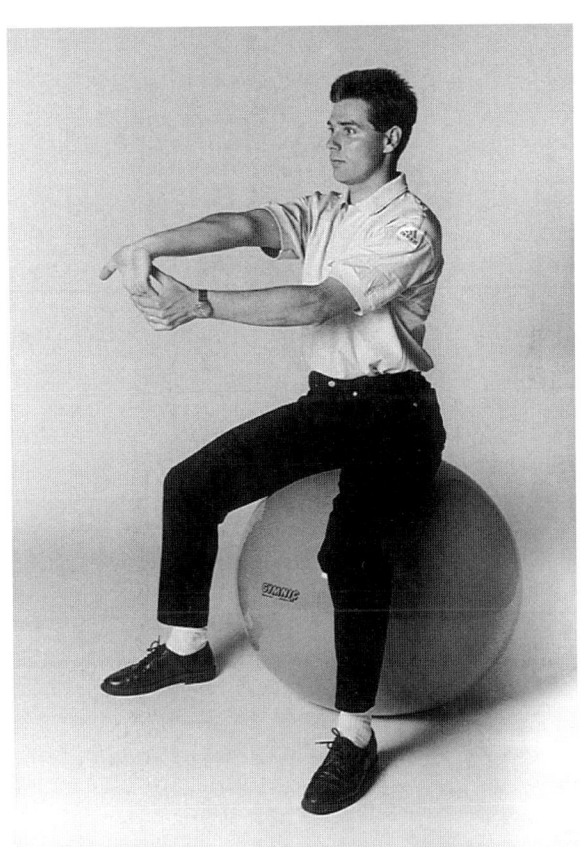

Übung 83: Dehnung der seitlichen Rumpfmuskulatur

Beschreibung: Aufrechter Sitz auf dem Pezziball. Den rechten Arm in Verlängerung der Körperseitlinie nach oben strecken. Streckung der Wirbelsäule. Nun den Oberkörper zur linken Seite beugen unter der Vorstellung, auch immer noch nach oben streben zu wollen. Dehnung der rechten seitlichen Rumpfmuskulatur. Die Seitbeuge ohne jede Drehung ausführen, Bauch- und Gesäßmuskulatur zur Rumpfstabilisation leicht anspannen. Halten. Atmung! Seitenwechsel.

Variation: Streckung der gefalteten Hände mit den Handflächen nach oben. Seitbeugen des Oberkörpers.

Wirkungsweise: Dehnung der seitlichen Rumpfmuskulatur, Verbesserung der Streckfähigkeit der Wirbelsäule.

Anzahl der Wiederholungen: 2mal 10-20 Sekunden jede Körperseite

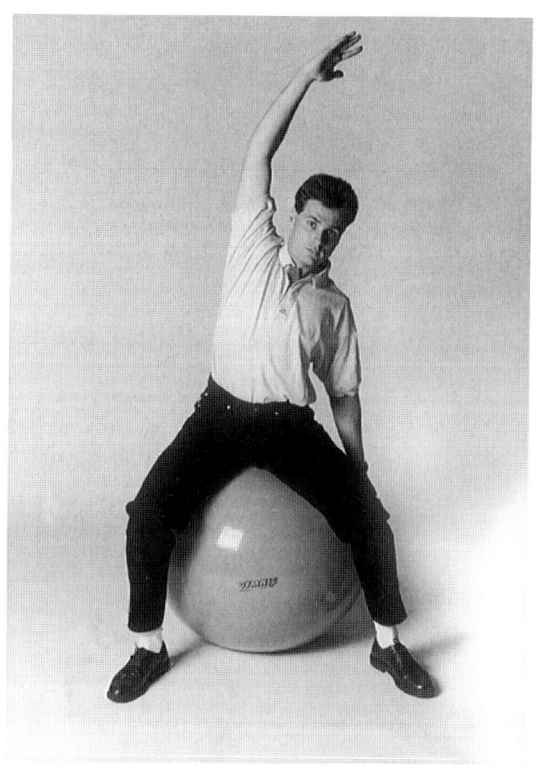

Übung 84: Kutschersitzhaltung

Beschreibung: Sitz auf dem Ball. Die Ellenbogen auf den Oberschenkeln abstützen und den Oberkörper entspannt nach vorne neigen. Den Kopf hängen lassen und die Augen schließen; ruhiges, entspanntes und gleichmäßiges Atmen.

Variation: Lassen Sie das Brustbein in der Kutschersitzhaltung schwingen, das heißt, schieben Sie das Brustbein vor und zurück. Führen Sie hier kleinräumige Bewegungen durch und achten Sie bewußt auf die Bewegung der einzelnen Wirbelkörper untereinander sowie auf die Bewegung des Kopfes.

Wirkungsweise: Entspannung, Körperwahrnehmung.

Dauer: 3-5 Minuten

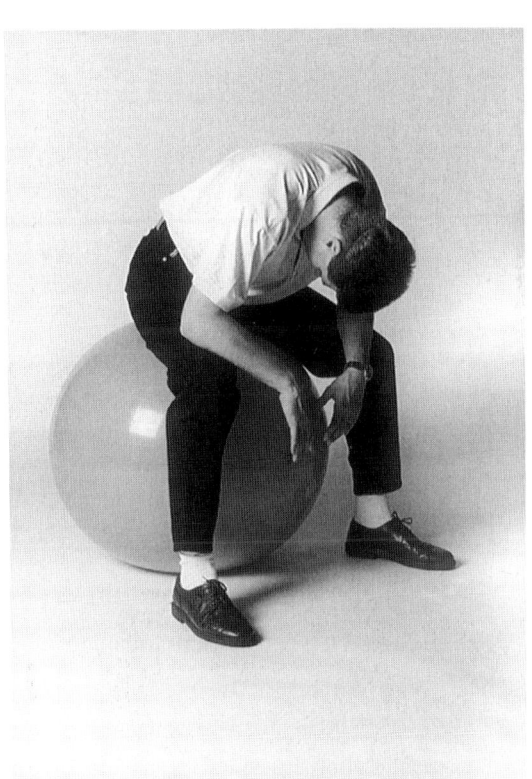

X Zusammenstellung von Übungsprogrammen

Im folgenden Kapitel werden zwei mögliche Übungsprogramme mit dem Pezziball dargestellt. Der Aufbau und der Ablauf richten sich dabei nach den genannten Prinzipien, wie sie in Kapitel VI.2 unter den Hinweisen zur Gestaltung eines kompletten Gymnastikprogramms dargestellt sind.

Die hier beschriebenen Übungsprogramme haben lediglich beispielhaften Charakter und können jederzeit durch den Übenden verändert werden. Der Unterschied zwischen den Angeboten liegt zum einen in der Übungsintensität, zum anderen aber auch in koordinativen Anforderungen. Insgesamt können beide Übungsprogramme als Ganzkörperprogramme bezeichnet werden.

1 Leichtes Ganzkörperprogramm

O Einstimmungsphase:

1. Schwingendes Becken
   (Übung 1)

2. Wippen
   (Übung 3)

3. Zuhören
   (Übung 5)

4. Rollkombination mit
   Wechselschritten (Übung 9)

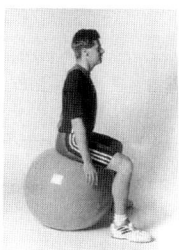 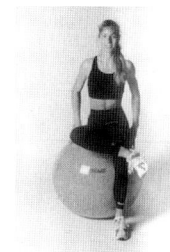

Übung 3   Übung 5

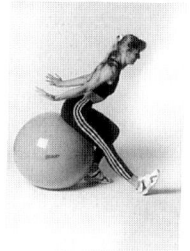 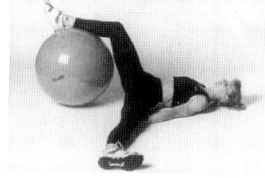

O Dehn- und Mobilisations-
   phase:

1. Dehnung der Kniebeuger
   im Sitzen (Übung 11)

2. Einseitige Grätsche
   (Übung 12)

3. Bogenspannung
   (Übung 27)

4. Körperumkreisen
   (Übung 40)

5. Armkreisen
   (Übung 49)

6. Bruststreckung
   (Übung 45)

Übung 12

Übung 11

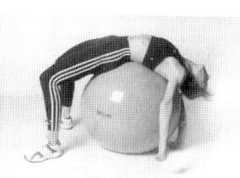 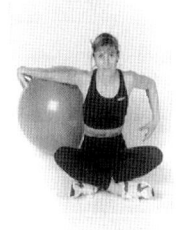

Übung 27   Übung 40

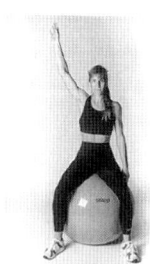 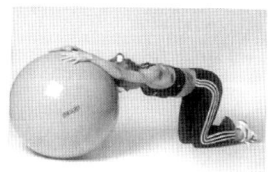

Übung 45

Übung 49

○ Kräftigungsphase:

1. Kantensitz
   (Übung 15)

2. Brücke
   (Übung 20)

3. Zerdrücke den Ball
   (Übung 28)

4. Ballstemmen
   (Übung 38)

5. Yoga-Sitz
   (Übung 46)

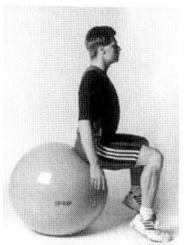

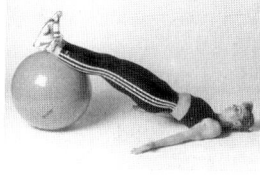

Übung 20

Übung 15

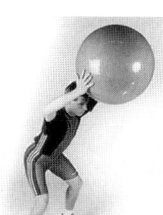

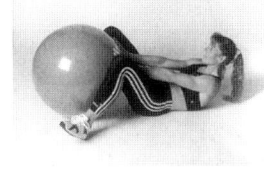

Übung 28

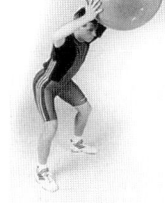

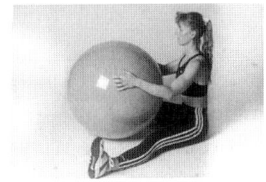

Übung 38

Übung 46

○ Ergänzende Übungsphase (Koordinationsübungen)

1. Schiefe Ebene (Übung 57)
2. Applaus (Übung 59)
3. Balancieren im Sitz (Übung 10)

○ Endphase

1. Entspannungslage (Übung 71)

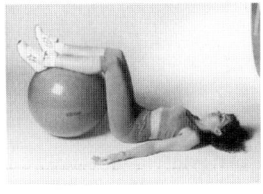

Übung 71

2 Schweres Ganzkörperprogramm

○ Einstimmungsphase:

1. Schwingendes Becken
   (Übung 1)

2. Kasatschok
   (Übung 7)

3. Gymnastischer Transfer
   (Übung 8)

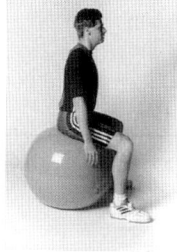

Übung 3

○ Dehn- und Mobilisations-
   phase:

1. Dehnung der Kniebeuger
   im Sitzen (Übung 11)

2. Rumpfbeuge
   (Übung 13)

3. Beinüberschlag in
   Rückenlage (Übung 19)

4. Zieh den Ball unter
   den Körper (Übung 23)

5. Bruststreckung
   (Übung 45)

6. Armkreisen
   (Übung 49)

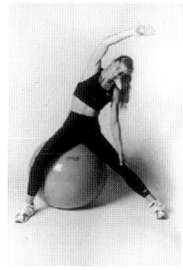

Übung 13

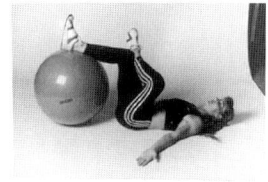

Übung 19

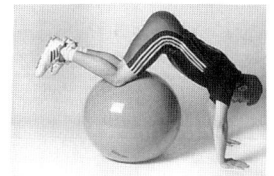

Übung 23

○ Kräftigungsphase:

1. Beckenlift
   (Übung 14)

2. Feuerball
   (Übung 16)

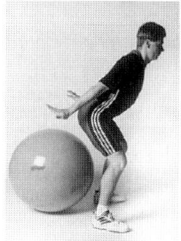

Übung 16

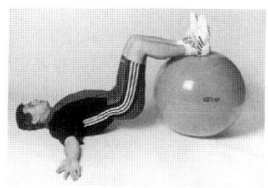

Übung 14

3. Ballerina
   (Übung 21)

4. Gewichtiger Ball
   (Übung 30)

5. Fliegender Ball
   (Übung 31)

6. Drachenflug
   (Übung 39)

7. Liegestütz bäuchlings
   (Übung 47)

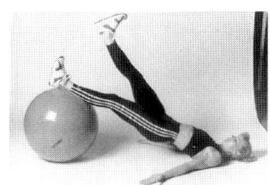 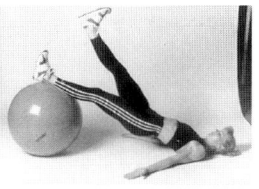

Übung 21   Übung 30

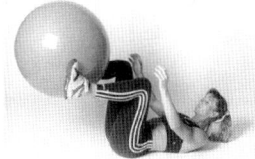 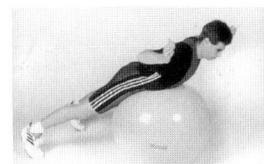

Übung 31   Übung 39

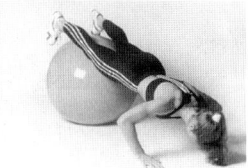

Übung 47

○ Ergänzende Übungsphase
   (Koordinationsübungen)

1. Körperdrehung
   (Übung 55)

2. Hampelmann
   (Übung 61)

3. Balancieren im Vierfüßlerstand (Übung 62)

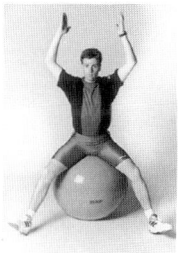 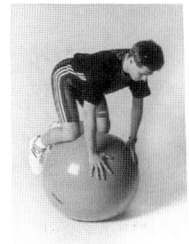

Übung 61   Übung 62

○ Endphase

1. Bogenspannung
   (Übung 73)

2. Entspannungslage
   (Übung 71)

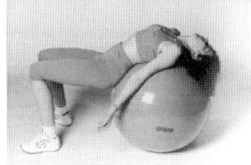

Übung 73

Literaturverzeichnis

Alexander, G.: Eutonie. Ein Weg der körperlichen Selbsterfahrung. München 1984[5]

Barlow, W.: Die Alexander-Technik. Gesundheit und Lebensqualität durch richtigen Gebrauch des Körpers. München 1983

Boner, R. / Gross, B. / Blum, E.: Gesunde Körperhaltung im Alltag nach Dr. med. Alois Brügger. Zürich 1989[3]

Diebschlag, W. u.a.: Ergonomie des Sitzens. Landsberg/Lech 1992

Feldenkrais, M.: Die Entdeckung des Selbstverständlichen. Frankfurt am Main 1985

Herzog, K.: Körperbau und Bewegung. Stuttgart 1981

Kempf, H.-D.: Die Sitzschule. Reinbek bei Hamburg 1994

Kucera, M.: Gymnastik mit dem Hüpfball. Stuttgart, Jena, New York 1993[5]

Lubowsky, G.: Übungen und Spiele mit Therapiebällen. In: Sport Praxis (1994) 4, 17-20

Milz, H.: Der wiederentdeckte Körper. Vom schöpferischen Umgang mit sich selbst. München 1994

Ott, D.: Funktionelle Dehn- und Kräftigungsgymnastik mit dem Pezziball. In: Betrifft Sport 16 (1994) 4, 15-22

Ott, D. / Schmidt, N.: Aquagymnastik. Körper- und Bewegungstraining im Wasser. Aachen 1995

Reichel, H.-S. / Schuck, M. / Seibert, W. / Hatzelmann, E. / Helmer, G.: Die Wirbelsäule: Prävention & Rehabilitation durch Bewegung & Entspannung. Oberhaching 1992

Rößler, S.: Krankengymnastische Gruppenbehandlung - mit Pfiff. Stuttgart, Jena, New York 1993[2]

Schmidt, N. / Hillebrecht, M.: Übungsprogramme zur Dehn- und Kräftigungsgymnastik. Aachen 1992

Schmidt, N. / Hillebrecht, M.: Übungsprogramme zur Rücken- und Rumpfgymnastik. Aachen 1993

Schoberth, H.: Richtig Sitzen, Besser Leben. Minden 1986

Schoberth, H.: Orthopädie des Sitzens. Berlin 1989

Weineck, J.: Sportanatomie. Erlangen 1990[6]